La gestione delle fratture da fragilità ossea

AF078326

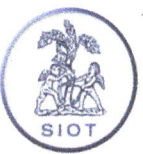

Umberto Tarantino • Giuseppina Resmini

La gestione delle fratture da fragilità ossea

Raccomandazioni per chirurghi ortopedici

Con la collaborazione della
Commissione SIOT per l'Osteoporosi

Con il contributo di
Irene Cerocchi
Maurizio Feola
Alfredo Nardi
Antonio Padolino
Cecilia Rao
Luca Saturnino
Alessandro Scialdoni

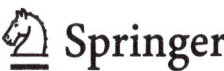

Umberto Tarantino
Professore Ordinario di Malattie dell'Apparato Locomotore
Direttore UOC Ortopedia e Traumatologia
Università degli Studi di Roma "Tor Vergata"
Fondazione Policlinico "Tor Vergata"
Roma

Giuseppina Resmini
Responsabile del Centro per lo Studio dell'Osteoporosi
e delle Malattie Metaboliche dell'Osso
UO Ortopedia e Traumatologia
AO Ospedale di Treviglio-Caravaggio
Treviglio (BG)

ISBN 978-88-470-1880-8   e-ISBN 978-88-470-1881-5

DOI 10-1007/978-88-470-1881-5

© Springer-Verlag Italia 2011

Quest'opera è protetta dalla legge sul diritto d'autore, e la sua riproduzione è ammessa solo ed esclusivamente nei limiti stabiliti dalla stessa. Le fotocopie per uso personale possono essere effettuate nei limiti del 15% di ciascun volume dietro pagamento alla SIAE del compenso previsto dall'art. 68, commi 4 e 5, della legge 22 aprile 1941 n. 633. Le riproduzioni per uso non personale e/o oltre il limite del 15% potranno avvenire solo a seguito di specifica autorizzazione rilasciata da AIDRO, Corso di Porta Romana n. 108, Milano 20122, e-mail segreteria@aidro.org e sito web www.aidro.org.
Tutti i diritti, in particolare quelli relativi alla traduzione, alla ristampa, all'utilizzo di illustrazioni e tabelle, alla citazione orale, alla trasmissione radiofonica o televisiva, alla registrazione su microfilm o in database, o alla riproduzione in qualsiasi altra forma (stampata o elettronica) rimangono riservati anche nel caso di utilizzo parziale. La violazione delle norme comporta le sanzioni previste dalla legge.

L'utilizzo in questa pubblicazione di denominazioni generiche, nomi commerciali, marchi registrati, ecc. anche se non specificatamente identificati, non implica che tali denominazioni o marchi non siano protetti dalle relative leggi e regolamenti.

Responsabilità legale per i prodotti: l'editore non può garantire l'esattezza delle indicazioni sui dosaggi e l'impiego dei prodotti menzionati nella presente opera. Il lettore dovrà di volta in volta verificarne l'esattezza consultando la bibliografia di pertinenza.

9 8 7 6 5 4 3 2 1

Layout copertina: Ikona S.r.l., Milano

Impaginazione: Ikona S.r.l., Milano

Springer-Verlag Italia S.r.l., Via Decembrio 28, I-20137 Milano
Springer fa parte di Springer Science+Business Media (www.springer.com)

Prefazione

L'osteoporosi severa è una malattia cronica a grande impatto nella popolazione per la sua prevalenza e per le sue conseguenze, spesso gravemente disabilitanti. Si stima che nel mondo si verifichino ogni anno 9 milioni di nuove fratture da fragilità di cui circa 1,6 milioni di fratture del femore prossimale con una netta prevalenza nel sesso femminile. Prevenire è pertanto d'importanza strategica. In Italia le Unità Operative di Ortopedia e Traumatologia si stanno già battendo per offrire un management di alta qualità al numero considerevole e in continuo aumento di pazienti con fratture da fragilità. Al fine di sostenere e accrescere la professionalità dello specialista ortopedico riguardo all'osteoporosi severa, alle fratture da fragilità ossea e alle malattie metaboliche dello scheletro, si è provveduto alla stesura di Raccomandazioni per chirurghi ortopedici per una corretta gestione delle fratture da fragilità (osteoporosi severa). L'analisi delle diverse Linee Guida Internazionali – *Surgeon General*, BOA, NOF, ACP, USPSTF, SIGN, ASSR[1] – segnalando i vari livelli di evidenza, ha permesso di individuare i punti chiave per un approccio completo, dalla frattura alla prevenzione della rifrattura con farmaci antiosteoporotici. Tali raccomandazioni, nate d'intesa con tutti i componenti della Commissione SIOT osteoporosi, tenendo conto delle loro diverse osservazioni, sono state presentate nell'ultimo Congresso SIOT di Milano nel novembre 2009. Attualmente, l'approccio alla frattura da fragilità si concentra quasi esclusivamente nel trattamento chirurgico, trascurando in parte la cura della patologia scheletrica che ne è alla base; si perde in questo modo un'importantissima opportunità per prevenire ulteriori fratture. A tal proposito, si richiede da parte dell'ortopedico, essendo il primo, e spesso l'unico specialista che interagisce con il paziente fratturato, di "far proprio l'osso", prendendo spunto da quanto suggerito dall'AAOS, e acquisire una maggiore consapevolezza sulle potenzialità di un

---

[1] *Surgeon General*, US Department of Health and Human Services; *BOA*, British Orthopaedic Association; *NOF*, National Osteoporotic Foundation; *ACP*, American College of Physicians; *USPSTF*, US Preventive Services Task Forces; *SIGN*, Scottish Intercollegiate Guidelines Network; *ASSR*, Agenzia Nazionale per i Servizi Sanitari Regionali.

corretto trattamento farmacologico e non dell'osteoporosi. Ecco, quindi, anche per evitare che il ricorso o meno a indagini strumentali e/o a trattamenti farmacologici si basino su scelte individuali dello specialista ortopedico, l'importanza di definire un percorso diagnostico-terapeutico per i soggetti con frattura da fragilità, in cui vi sia condivisione di quali indagini diagnostiche effettuare e quali terapie farmacologiche utilizzare.

In questo percorso l'ortopedico non può essere solo, ma deve far parte di un team multidisciplinare che possa garantire un percorso mirato, basato su una sinergia stabile tra le diverse specialità favorendo la nascita delle *Fragility Fractures Units*.

Inoltre, la necessità di ottenere un quadro epidemiologico completo e realistico delle fratture da fragilità in Italia ha spinto il Ministero della Salute alla creazione del *Registro Nazionale delle Fratture da Fragilità*, presentato il 20 ottobre scorso, in occasione della Giornata Mondiale dell'Osteoporosi dall'attuale Ministro della Salute Ferruccio Fazio, che ha come obiettivo valutare in maniera più precisa l'entità del problema e il suo impatto socioeconomico per decidere in modo più razionale l'allocazione di risorse e valutare l'efficacia degli interventi di politica sanitaria.

Un doveroso ringraziamento al Prof. Piero Bartolozzi, Presidente della SIOT, che ha efficacemente e validamente sostenuto tale iniziativa e il cui consenso ha reso possibile la pubblicazione di queste Raccomandazioni, sottolineando ancora una volta l'importanza strategica del ruolo dell'ortopedico nel campo delle patologie metaboliche dell'osso.

Roma, novembre 2010 **Umberto Tarantino**

Indice

1	**Razionale**	1
2	**Che cos'è l'osteoporosi?**	3
	2.1 Come insorge l'osteoporosi?	3
3	**Come identificare i soggetti a rischio**	7
4	**Diagnosi**	9
	4.1 Diagnosi strumentale	9
	4.1.1 Radiologia tradizionale	9
	4.1.2 Morfometria radiologica	11
	4.1.3 Risonanza magnetica nucleare	11
	4.1.4 Densitometria ossea computerizzata a raggi X	12
	4.1.5 Ultrasonografia ossea quantitativa (QUS)	14
	4.1.6 Tomografia computerizzata quantitativa (QCT)	14
	4.2 Diagnosi biomorale	15
	4.2.1 Esami di laboratorio	15
	4.2.2 Markers biochimici del turnover osseo (BTMs)	16
5	**Valutazione dei pazienti con fratture da fragilità e/o con bassa BMD (T-score <-2,5) in presenza di uno o più fattori di rischio**	19
6	**Misure non farmacologiche di prevenzione e cura dell'osteoporosi**	21
	6.1 Apporto di calcio e vitamina D	21
	6.2 Altri nutrienti	23
	6.3 Attività fisica	24
	6.4 Interventi sul rischio di caduta	24

7	Indicazioni al trattamento farmacologico dell'osteoporosi	27
	7.1 Bisfosfonati	28
	7.2 Modulatori selettivi del recettore estrogenico (SERMs)	30
	7.3 Teriparatide (1-34 PTH) e paratormone (1-84)	30
	7.4 Ranelato di stronzio	31
	7.5 Farmaci in via di approvazione	31
8	Conclusioni	33
Appendici		35
A	Red Flags	37
B	Protocollo diagnostico per sede di frattura	39
C	Nota 79 per la rimborsabilità dei farmaci anti-osteoporotici	41
Bibliografia		45

Elenco degli Autori e Collaboratori

Umberto Tarantino
Professore Ordinario di Malattie dell'Apparato Locomotore
Direttore UOC Ortopedia e Traumatologia
Università degli Studi di Roma "Tor Vergata"
Fondazione Policlinico "Tor Vergata"
Roma

Giuseppina Resmini
Responsabile del Centro per lo Studio dell'Osteoporosi
e delle Malattie Metaboliche dell'Osso
UO Ortopedia e Traumatologia
AO Ospedale di Treviglio-Caravaggio
Treviglio (BG)

Irene Cerocchi
Medico in formazione specialistica
UOC Ortopedia e Traumatologia
Università degli Studi di Roma "Tor Vergata"
Fondazione Policlinico "Tor Vergata", Roma

Maurizio Feola
Medico in formazione specialistica
UOC Ortopedia e Traumatologia
Università degli Studi di Roma "Tor Vergata"
Fondazione Policlinico "Tor Vergata", Roma

Alfredo Nardi
Responsabile SOS
Dipartimento di Patologia Osteoarticolare
Azienda ULSS 18, Rovigo

Antonio Padolino
Medico chirurgo
UOC Ortopedia e Traumatologia
Università degli Studi di Roma "Tor Vergata"
Fondazione Policlinico "Tor Vergata", Roma

Cecilia Rao
Titolare Assegno di Ricerca in Scienze Chirurgiche
UOC Ortopedia e Traumatologia
Università degli Studi di Roma "Tor Vergata"
Fondazione Policlinico "Tor Vergata", Roma

Luca Saturnino
Medico in formazione specialistica
UOC Ortopedia e Traumatologia
Università degli Studi di Roma "Tor Vergata"
Fondazione Policlinico "Tor Vergata", Roma

Alessandro Scialdoni
Medico in formazione specialistica
UOC Ortopedia e Traumatologia
Università degli Studi di Roma "Tor Vergata"
Fondazione Policlinico "Tor Vergata", Roma

Commissione SIOT per l'Osteoporosi
Aldo Bova
Alessandro Faldini
Salvatore Gatto
Giuseppe Guida
Giulio Guido
Massimo Innocenti
Antonio Moroni
Vittorio Patella
Giuseppina Resmini
Giuseppe Sessa
Umberto Tarantino
Paolo Tranquilli-Leali

Razionale 1

L'osteoporosi è definita come un disordine scheletrico caratterizzato dalla compromissione della resistenza meccanica dell'osso che predispone a un aumento del rischio di fratture; la resistenza riflette principalmente l'integrazione tra densità e qualità dell'osso [1]. Pertanto, la diminuzione della massa ossea e il deterioramento della microarchitettura causano fragilità delle ossa che si fratturano per traumi di lieve entità ossia a bassa energia.

Le fratture da fragilità ossea sono considerate come una delle maggiori cause di morbilità e mortalità in tutto il mondo. Ogni anno, in Italia, si verificano per osteoporosi oltre 80.000 fratture dell'estremo prossimale di femore, con una netta prevalenza (72%) nelle donne [2].

Si tratta di una vera e propria pandemia destinata ad aumentare negli anni per effetto dell'invecchiamento. Infatti, nei prossimi 40 anni, il numero di persone che supereranno i 60 anni di età aumenterà del 50%, mentre il numero di quelle che supereranno i 90 anni sarà raddoppiato rispetto all'attuale. Sebbene i numeri non siano certi, le ultime stime pessimistiche ci conducono ad attenderci per il 2050 un raddoppio dell'incidenza delle fratture da fragilità (Appendice A punto 1).

Così come la frattura dell'estremo prossimale del femore, anche altre fratture come quelle di polso, di vertebre, dell'omero prossimale, di tibia, di caviglia e del bacino sono da considerarsi fratture da fragilità, con un rischio *lifetime* per una donna adulta affetta da osteoporosi di 1 su 3.

In sostanza ogni frattura che si verifica per un trauma di lieve entità dovrebbe essere considerata da fragilità indipendentemente dal segmento scheletrico in cui si verifica.

È importante ricordare come una pregressa frattura da fragilità rappresenti il più importante fattore predittivo per ulteriori fratture da fragilità e quindi quanto sia importante attuare immediatamente ogni forma di prevenzione, e non solo farmacologica, per ridurre il rischio di successive fratture.

Il progressivo invecchiamento della popolazione porta inevitabilmente a un aumento di tutte le patologie associate all'età, ponendo l'osteoporosi come priorità

La gestione delle fratture da fragilità ossea. Umberto Tarantino, Giuseppina Resmini
© Springer-Verlag Italia 2011

sanitaria e sociale anche nel nostro Paese.

In Italia, i costi correnti dell'osteoporosi e delle fratture da fragilità sono stimati in circa 2 miliardi di Euro per anno [3].

Questi trend epidemiologici rappresentano un'enorme sfida per la nostra Società e per i chirurghi ortopedici che in futuro saranno sempre più impegnati a trattare un numero crescente di pazienti con fratture da osteoporosi. Partendo dalla frattura da fragilità, che è la principale complicanza dell'osteoporosi, è fondamentale che il chirurgo ortopedico svolga fino in fondo il suo ruolo di specialista stabilendo un iter diagnostico e terapeutico che abbia come principale obiettivo la prevenzione di ulteriori fratture. È importante ricordare che l'ortopedico è il primo e spesso il solo medico a valutare il paziente fratturato e, di conseguenza, sua è la responsabilità di essere garante di un trattamento per il paziente che lo protegga dal rischio di ulteriori fratture.

È auspicabile, pertanto, che ogni ortopedico applichi un corretto management del paziente con fragilità ossea che includa, oltre al trattamento chirurgico o conservativo della frattura, anche la prescrizione di una corretta terapia farmacologica finalizzata a ridurre il rischio di successive fratture.

Che cos'è l'osteoporosi? 2

Con il termine di osteoporosi si intende una malattia sistemica dello scheletro, caratterizzata da un progressivo depauperamento quantitativo e qualitativo del tessuto osseo, causa di fragilità ossea e aumentato rischio di frattura per traumi di lieve entità. Per convenzione, si definiscono lievi o moderati i traumi di intensità meccanica non superiore a quella generata da una caduta dalla posizione eretta o da altezza inferiore, oppure come un trauma non identificabile.

L'osteoporosi colpisce milioni di persone in tutto il mondo. In Italia, una donna su tre e un uomo su dieci di età superiore ai 50 anni soffrono di osteoporosi.

Le fratture osteoporotiche possono avere importanti conseguenze cliniche: dal ricovero ospedaliero con periodi di immobilità prolungati, alla necessità di interventi chirurgici e, soprattutto, il rischio elevato di invalidità con perdita parziale o totale dell'autonomia nelle comuni attività della vita quotidiana.

In assenza di fratture da fragilità l'osteoporosi è generalmente asintomatica, tant'è che viene definita come una "epidemia silenziosa".

2.1
Come insorge l'osteoporosi?

Il tessuto osseo, come qualsiasi altro tessuto, organo o apparato, è destinato a invecchiare. Con il passare degli anni, si assiste fisiologicamente a una riduzione progressiva della quantità e della qualità dell'osso. Per comprendere la causa di questo impoverimento strutturale va ricordato che il tessuto osseo è un tessuto vivo sottoposto a un processo di continuo rimodellamento. Una volta formatosi, il tessuto osseo si rinnova costantemente in tutto l'arco della vita attraverso processi di distruzione e di ricostruzione. Al termine della crescita staturale e al raggiungimento del picco di massa ossea, il rimodellamento costituisce la via finale comune attraverso la quale, per tutto il periodo della vita adulta, la massa ossea viene regolata. Il processo di rimodellamento serve a riparare le continue microscopiche lesioni cui va incontro l'osso nel corso della vita per mantenere lo scheletro in buone condizioni e in grado di sopportare le continue sollecitazioni meccaniche quotidiane. Il rimodellamento osseo è un processo estremamente integrato di riassorbimento e successiva neoformazione di tessuto osseo che porta al mantenimento della massa scheletrica e al rinnovamento della matrice scheletrica. Tale processo avviene in particolari sedi definite "Unità Multicellulari di Base" (BMU) e l'entità del rimodellamento dipende dal numero di BMU attivate che sono indipendenti e localizzate alla superficie dell'osso su tutto lo scheletro. All'interno di ciascuna BMU il processo di rimodellamento è operato dagli osteoclasti (OC), che riassorbono il tessuto osseo vecchio, e dagli osteoblasti (OB), che sono deputati alla formazione di tessuto osseo nuovo [4].

Circa il 90% della superficie ossea è normalmente inattivo, rivestito da un sottile strato di cellule quiescenti (*lining cells*). In risposta a segnali fisiologici o biochimici, si ha un reclutamento di pre-osteoclasti in una zona localizzata sulla superficie dell'osso che, dalla loro fusione, originano gli osteoclasti maturi, multinucleati, che riassorbono osso scavando delle cavità. Attualmente sono stati identificati alcuni aspetti di questo fenomeno come meccanismi cellulari alla base dell'attivazione dell'osteoclastogenesi che è indotta dall'attivazione dell'asse RANK-RANKL (L = Ligando).

Il RANKL è espresso sulla superficie cellulare degli OB e delle cellule stromali e svolge la funzione di stimolare direttamente la differenziazione dei precursori cellulari degli OC in osteoclasti maturi. Questa attivazione è mediata dal recettore RANK localizzato sulla membrana cellulare dei precursori degli osteoclasti e degli osteoblasti. L'interazione tra RANK e il suo ligando RANKL regola l'accoppiamento tra formazione e riassorbimento nel rimodellamento osseo. Anche l'osteoprotegerina (OPG) è in grado di modulare negativamente il segnale RANKL inibendo la sua capacità di attivare il segnale attraverso il RANK. La mancata interazione RANK-RANKL induce apoptosi degli osteoclasti e dei loro precursori [5]. Nel corso della vita si possono creare condizioni in cui la quota di tessuto osseo riassorbito è maggiore della quantità di tessuto osseo neoformato. La persistenza di piccole deficienze di tessuto osseo, alla fine di ogni ciclo di rimodellamento, rispecchia un'inefficienza dello stesso processo. Queste piccole carenze del tessuto osseo che si verificano in seguito a successivi fenomeni di rimodellamento osseo, causano la perdita di massa ossea, caratteristica, per esempio, dell'invecchiamento e/o della menopausa [6]. Il numero di OC e la loro attività aumenta determinando un aumento del rimodellamento che prende il nome di "rimodellamento osseo elevato". Poiché il riassorbimento eccede la formazione, quanto più è elevata l'entità del rimodellamento, tanto più rapidamente si perde osso. Il numero delle unità di rimodellamento (frequenza di attivazione) e l'attività degli OC (intensità di riassorbimento) determina il tasso del rimodellamento osseo. Non solo vi è perdita di osso conseguente a ciascun ciclo di rimodellamento, ma l'aumentato numero e l'aumentata profondità dei siti di rimodellamento comporta una maggiore sensibilità dell'osso alla frattura.

L'elevato rimodellamento osseo, caratterizzato da una maggiore attività osteoclastica, causa un progressivo assottigliamento delle trabecole ossee e una graduale perdita delle connessioni fra le stesse. In particolare, le trabecole orizzontali, che svolgono il ruolo essenziale di congiunzione delle trabecole verticali, sono le prime a ridursi in spessore e in numero. Di conseguenza, l'assenza delle connessioni riduce la resistenza meccanica dell'osso rendendolo inidoneo a sopportare le sollecitazioni derivanti dal carico fisiologico ed esponendolo a un rischio di frattura maggiore [4].

La perdita di massa ossea legata all'invecchiamento è un processo inevitabile, tuttavia l'osteoporosi può comparire anche precocemente per la concomitante presenza di diversi fattori di rischio.

> **Punti chiave**
>
> › L'osteoporosi è un disordine scheletrico caratterizzato da compromissione della resistenza meccanica dell'osso che predispone a un aumentato rischio di fratture.
>
> › Le fratture da fragilità, definite come fratture conseguenti a un trauma minimo, impongono un iter diagnostico finalizzato ad accertare la presenza di osteoporosi.
>
> › Le fratture osteoporotiche possono aver importanti conseguenze cliniche come ricoveri ospedalieri con periodi di immobilità prolungati, necessità di interventi chirurgici e soprattutto rischio di invalidità e perdita di autonomia parziale o completa nelle comuni attività della vita quotidiana.
>
> › L'osso è un tessuto vivo che si rinnova continuamente. Il processo di rimodellamento serve a riparare le continue microscopiche lesioni cui va incontro l'osso nel corso della vita per mantenere lo scheletro in buone condizioni e quindi in grado di sopportare le sollecitazioni meccaniche derivanti dalle attività quotidiane.
>
> › L'osteoporosi e la frattura da fragilità sono la conseguenza di un'alterazione nei processi di rimodellamento osseo che portano ad una perdita ossea eccessiva.

Come identificare i soggetti a rischio 3

L'eziopatogenesi dell'osteoporosi è multifattoriale. Alcuni fattori aumentano il rischio di frattura mediante la riduzione della massa ossea, mentre altri lo aumentano con meccanismi completamente indipendenti della densità minerale ossea (BMD). Tra i numerosi fattori associati in maniera indipendente al rischio di osteoporosi e di frattura solo alcuni presentano un livello di evidenza importante come la massa ossea ridotta, una frattura da fragilità precedente, la terapia corticosteroidea, l'età e la familiarità per frattura da fragilità. Se ne deduce che la valutazione della sola massa ossea è adeguata per la diagnosi di osteoporosi (soglia diagnostica) ma non è sufficiente per identificare correttamente un soggetto a rischio di frattura (soglia terapeutica). Inoltre, poiché i vari fattori di rischio hanno un effetto cumulativo nel determinare il rischio di frattura, la loro completa identificazione è fondamentale per una corretta valutazione dell'entità del rischio di un soggetto (Tabella 3.1).

Tabella 3.1 Fattori di rischio clinici con livelli di evidenza. Livello di evidenza 1a=forte raccomandazione a favore della valutazione sulla base delle prove ottenute da più studi controllati e randomizzati

Fattori di rischio	Fattori di rischio per bassa massa ossea	Fattori di rischio per frattura
Massa ossea	---	1a
Età	1a	1a
Fratture da fragilità dopo i 40 anni	2	1a
Familiarità per fratture	2	2
Terapia cronica corticosteroidea	1a	1a
Menopausa precoce (<45 anni)	1a	2
Peso	1a	2
Ridotto apporto dietetico di calcio	1a	1a
Ridotta attività fisica	2	2
Fumo	2	1a
Abuso di alcolici	2	3
Fattori di rischio per cadute	---	1a

La gestione delle fratture da fragilità ossea. Umberto Tarantino, Giuseppina Resmini
© Springer-Verlag Italia 2011

La contemporanea presenza di una bassa BMD e di una precedente frattura si associa a un significativo aumento del rischio di successive fratture, più di ogni altro singolo fattore di rischio.

Tutti i soggetti che hanno riportato una prima frattura da fragilità vanno immediatamente considerati a rischio elevato di nuove fratture e andrebbero inseriti in un programma di monitoraggio e trattamento.

La propensione alle cadute è un fattore determinante per la probabilità di incorrere in una frattura e quindi la prevenzione delle cadute e l'individuazione dei fattori di rischio per cadute sono parte integrante della valutazione del paziente con fragilità ossea (Tabelle 3.2 e 3.3, Appendice A punto 2).

Tabella 3.2 Fattori individuali di rischio per caduta

Deterioramento delle capacità funzionali
Storia di precedenti cadute
Alterazioni della deambulazione, dell'equilibrio e della forza muscolare
Deterioramento cognitivo e deficit della funzione visiva
Malattie croniche neurologiche, articolari, cardiovascolari
Urgenza minzionale
Farmaci agenti sul SNC, antiipertensivi, alcool

Tabella 3.3 Fattori ambientali di rischio per caduta

Superfici scivolose
Ostacoli (scale, gradini, mobili, tappeti, cavi elettrici)
Illuminazione eccessiva o insufficiente
Bagno senza appoggi
Calzature troppo larghe, con suole lisce e tacchi alti
Animali domestici
Interruttori poco accessibili
Letti troppo alti/bassi
Sedili troppo alti/bassi
Sedie poco stabili e prive di braccioli

Punti chiave

> L'eziopatogenesi dell'osteoporosi è multifattoriale.
> Tutti i soggetti che hanno riportato una prima frattura da fragilità devono essere immediatamente considerati a elevato rischio di ulteriori fratture e dovrebbero essere inseriti in un programma di monitoraggio e trattamento.
> La propensione alle cadute è un fattore determinante per la probabilità di incorrere in una frattura e quindi la prevenzione delle cadute e l'individuazione dei fattori di rischio per cadute sono parte integrante del progetto assistenziale di un paziente con fragilità ossea.

Diagnosi

4

La diagnosi di osteoporosi si basa sul riscontro di una frattura da fragilità o sul dato di ridotta densità minerale ossea con T-score <-2,5 SD.

4.1
Diagnosi strumentale

4.1.1
Radiologia tradizionale

La presenza di una frattura da fragilità ossea (vertebrale, non-vertebrale e femorale) configura (secondo la definizione dell'OMS) una condizione di "osteoporosi severa".

Il riconoscimento delle fratture vertebrali è di estrema importanza e la valutazione delle Rx del rachide dorsale e lombare rappresenta la prima e irrinunciabile tappa nella valutazione del paziente con osteoporosi [7].

Il ricorso alla radiologia convenzionale rappresenta l'indagine più disponibile e frequentemente utilizzata per studiare l'osso. Con questa metodica è possibile ottenere alcune informazioni sulla struttura, qualità e quantità ossea.

La presenza di una frattura vertebrale, anche di grado lieve, aumenta di 5 volte il rischio di una nuova frattura vertebrale [8] e raddoppia il rischio di frattura del collo femorale indipendentemente dall'età e dalla massa ossea [9–11]. La presenza di una frattura vertebrale aumenta il rischio di una nuova frattura vertebrale del 20% nei 12 mesi successivi [12].

Il numero e la gravità delle fratture vertebrali preesistenti contribuiscono ad aumentare il rischio per ulteriori fratture non solo a carico del rachide, ma anche di altri siti scheletrici [13].

La conferma radiologica delle fratture cliniche è fondamentale per la diagnosi, tuttavia l'esame radiografico standard non sempre rileva la presenza di una frattura. La difficoltà della diagnosi radiologica di frattura vertebrale deriva principalmente dall'aspetto anatomo-patologico di queste fratture che si presentano come deformazioni del corpo vertebrale in assenza di un'evidente rima di frattura [14].

È indispensabile escludere cause congenite o acquisite di deformità vertebrali o artefatti di natura tecnica. Inoltre, per giungere alla diagnosi di deformità vertebrale di natura osteoporotica si devono poter escludere le deformità dovute ad altre patologie [15].

Per definire come fratture le deformità vertebrali è necessaria una valutazione quantitativa che si ottiene con la morfometria vertebrale. A tale scopo Genant [16] ha proposto di utilizzare la morfometria, metodica semi-quantitativa che misura l'altezza anteriore, posteriore e media dei corpi vertebrali dei tratti dorsale e lombare del rachide. Se una delle tre misure risulta del 15% o di 4 mm inferiore a quella delle vertebre adiacenti, allora la frattura risulta essere morfometricamente documentata. La morfometria vertebrale consente, pertanto, di diagnosticare in modo quantitativo, oggettivo e riproducibile la frattura vertebrale.

Il metodo semiquantitativo di Genant considera in primo luogo necessario procedere a un esame visivo dei radiogrammi effettuato da un radiologo esperto. La gravità delle deformità vertebrali viene identificata dall'indice semiquantitativo (ISQ) e dall'entità in gradi della riduzione delle altezze (Figura 4.1, Appendice A punto 3). La morfometria vertebrale può essere eseguita manualmente con l'ausilio di un righello, oppure in modo computerizzato su immagini radiografiche in proiezione laterale dei tratti dorsale e lombare del rachide. La misura manuale offre il vantaggio di essere facilmente applicabile nella pratica clinica quotidiana, ma non può essere, ovviamente, precisa.

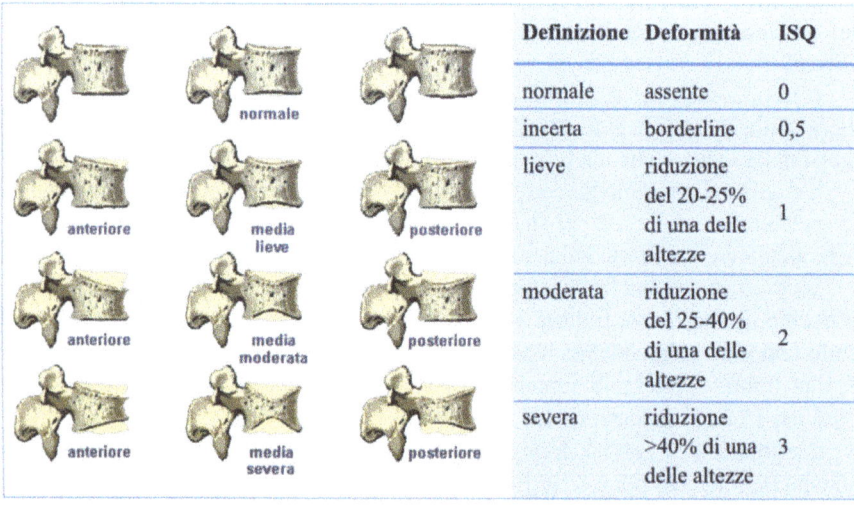

Fig. 4.1 Valutazione semiquantitativa delle fratture vertebrali secondo Genant (modificata da [16])

4.1.2
Morfometria radiologica

La morfometria radiologica (MRX), utilizza indici quantitativi che mediante l'analisi dei rapporti tra le altezze dei corpi vertebrali permette di valutare con maggiore precisione le deformità vertebrali [17].

La metodica richiede la digitalizzazione dei radiogrammi convenzionali eseguiti in condizioni standardizzate. Sono necessari due radiogrammi, uno del tratto toracico, centrato su T7, e uno del tratto lombare, centrato su L3. La tecnica prevede il posizionamento di sei punti di repere in corrispondenza dei 4 angoli e dei punti medi dei piatti vertebrali superiori ed inferiori (Figura 4.2).

Successivamente, mediante l'utilizzo di un software appropriato vengono calcolate le altezze anteriori (Ha), le altezze medie (Hm) e le altezze posteriori (Hp) delle vertebre da T4 a L4. Il riconoscimento delle deformità vertebrali viene eseguito mediante il calcolo dei rapporti fra le altezze del corpo vertebrale:
1. deformità a cuneo (diminuzione del rapporto ha/hp);
2. deformità biconcava (diminuzione del rapporto hm/hp);
3. crollo (diminuzione del rapporto tra altezza posteriore, o anteriore, e altezza anteriore, o posteriore, della vertebra sovra e/o sottostante (hp/hp±1) (ha/ha±1).

La morfometria può essere effettuata anche con alcuni macchinari DXA, che acquisiscono immagini della colonna vertebrale in proiezione laterale.

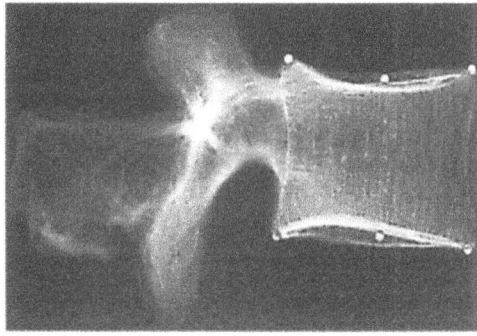

Fig. 4.2 Valutazione morfometrica delle fratture vertebrali: individuazione dei sei punti di riferimento

4.1.3
Risonanza magnetica nucleare

Recentemente la risonanza magnetica (RM) è stata utilizzata per la determinazione della struttura ossea e dell'osteoporosi. La RM offre, infatti, la capacità di valutare in modo non invasivo il sistema muscolo-scheletrico, la struttura ossea e la composizione del midollo osseo.

La RM offre un valido contributo nella diagnosi differenziale tra fratture vertebrali recenti o datate e tra fratture vertebrali di natura benigna o maligna. La RM mostra non soltanto i cambiamenti morfologici della vertebra ma anche le alterazioni chimico-fisiche dovute all'evento fratturativo facilitando la diagnosi differenziale tra frattura acuta da osteoporosi e deformità vertebrale congenita o acquisita. In tali casi la RM unisce la sensibilità della medicina nucleare con la specificità della tomografia computerizzata ad alta risoluzione e le supera entrambe per quanto riguarda l'accuratezza diagnostica [18].

Nelle fratture vertebrali recenti l'alterato segnale dovuto all'edema midollare è riconoscibile alla RM per alcuni mesi poi residua soltanto la deformazione ossea.

Nelle fratture vertebrali di origine metastatica, oltre alla deformità, spesso associata a una convessità dei bordi anteriori e posteriori, si ha un'alterazione del segnale che coinvolge l'intera vertebra, così come in altre vertebre, sebbene non fratturate ma sede di localizzazioni secondarie, si possono riconoscere identiche alterazioni del segnale. Nelle fratture vertebrali osteoporotiche, invece, l'alterazione del segnale rimane parallela alle limitanti somatiche fratturate e non coinvolge le porzioni rimaste integre [19].

4.1.4
Densitometria ossea computerizzata a raggi X

In accordo con la World Health Organization (WHO), la metodica "gold-standard" per la diagnosi di osteoporosi è la *dual-energy x-ray absorptiometry* (DXA). Con la DXA si ottiene la densità minerale ossea (BMD) e quindi la misura della massa ossea (Appendice A punto 4).

La BMD è un indicatore clinico della resistenza meccanica dell'osso ed è responsabile del 60-80% dell'intera forza dell'osso stesso.

La DXA analizza in modo integrale sia l'osso corticale che l'osso trabecolare e il valore ottenuto è una misura proiettiva bidimensionale normalizzata per le dimensioni della porzione ossea su cui viene eseguita la scansione. I valori ottenuti sono il contenuto minerale osseo (BMC) in g/cm e la BMD in g/cm^2, che costituisce il parametro utilizzato ai fini diagnostici.

La BMD è funzione del picco di massa osseo raggiunto da un individuo e dell'ammontare della successiva perdita di massa ossea. Il picco di massa ossea generalmente si raggiunge tra i 20 e i 30 anni e decresce più rapidamente nella donna nel periodo peri- e post-menopausale. In media una donna in post-menopausa riduce da un terzo a metà del suo picco di massa ossea e la BMD viene quindi raffrontata a quella media di soggetti adulti sani dello stesso sesso (picco di massa ossea).

L'unità di misura è rappresentata dalla deviazione standard (SD) rispetto al picco di massa ossea (T-score). Il rischio di frattura inizia ad aumentare in modo esponenziale con valori densitometrici di T-score <-2,5 SD, che secondo il WHO, rappresenta la soglia per la diagnosi di osteoporosi. Tuttavia, il numero maggiore di fratture non è stato osservato nei soggetti con T-score ≤-2,5 bensì in quelli, secondo la definizione del WHO, con T-score non riferibile ad osteoporosi. Questo dato suggerisce che la demineralizzazione non rappresenta il principale fattore di rischio per frattura e che esistono altri fattori causali sui quali finora l'attenzione non si è sufficientemente focalizzata [20].

4.1 Diagnosi strumentale

Tabella 4.1 Criteri WHO per l'interpretazione dei risultati della BMD

T-score	Diagnosi
≤1 SD	normale
da -1 a -2,5 SD	osteopenia
<-2,5 SD	osteoporosi
<-2,5 SD con una o più fratture	osteoporosi severa

Secondo il WHO, nell'interpretare i risultati della BMD si conviene adottare le definizioni indicate in Tabella 4.1.

I criteri WHO servono per facilitare la diagnosi e non vanno considerati alla pari di linee guida per decidere se e quale trattamento farmacologico sia necessario. Il trattamento dovrebbe essere più aggressivo nei soggetti che hanno già riportato una frattura da fragilità per il maggior rischio di nuove fratture indipendentemente dalla BMD.

Le sedi routinariamente studiate con la DXA sono il rachide lombare, l'estremità prossimale del femore in toto o singole regioni (collo femorale, regione trocanterica, triangolo di Ward) e il total body. La misurazione DXA total body, tuttavia, non è stata ancora validata per la diagnosi e per la valutazione del rischio di frattura.

In sede lombare l'esame viene eseguito in proiezione antero-posteriore da L1 a L4 con una precisione pari all'1% e un'accuratezza che varia dal 4 al 10%. Ogni metamero può essere analizzato separatamente e le vertebre fratturate devono essere escluse dall'analisi. La misurazione in sede lombare nella proiezione arteroposteriore (AP) può presentare alcuni limiti. L'errore prevalente è rappresentato dalla presenza di calcificazioni dei tessuti molli circostanti e di alterazioni spondiloartrosiche. Infine, la sovrapposizione delle diverse strutture anatomiche posteriori ai corpi vertebrali interessate da processi di natura artrosica, presenti soprattutto nelle persone anziane, portano a sovrastimare la BMD [21] e, per questo motivo, l'esame a livello vertebrale viene sconsigliato nelle persone con più di 65 anni.

La Società Internazionale di Densitometria Clinica (International Society for Clinical Densitometry, ISCD) raccomanda la rilevazione della BMD a livello sia vertebrale che femorale in tutti i pazienti riservando la rilevazione alla porzione distale dell'avambraccio nei soli casi in cui non sia possibile l'esecuzione dell'esame nelle altre due sedi. La ISCD raccomanda, inoltre, che la diagnosi di osteoporosi sia effettuata sulla base del valore di T-score più basso rilevato in sede vertebrale e/o del femore prossimale totale (*total proximal femur*), del collo o della regione trocanterica (*neck or trochanter*) [22].

Nell'interpretazione del dato densitometrico è importante osservare che non è sempre agevole il confronto dei risultati ottenuti con apparecchiature diverse; il T-score, infatti, risente della differenza nei valori di riferimento utilizzati dai diversi produttori e ricavati da diverse popolazioni di soggetti normali. Sono da paragonare solo le indagini densitometriche DXA eseguite con lo stesso apparecchio, che deve essere provvisto di certificazione FK510FDA e sottoposto a periodici controlli di qualità.

4.1.5
Ultrasonografia ossea quantitativa (QUS)

Questa metodica per lo studio del tessuto osseo è stata introdotta nella pratica clinica in un'epoca relativamente recente; per quanto concerne l'osteoporosi postmenopausale, in particolare, essa consente di individuare i cambiamenti qualitativi del tessuto osseo (struttura, orientamento trabecolare, microarchitettura, distribuzione spaziale, ecc.) [23].

I parametri QUS sono significativamente correlati con l'aumento della fragilità ossea e di conseguenza con il rischio di frattura [24].

I parametri utilizzati per caratterizzare il tessuto osseo sono la velocità di propagazione del Suono (SOS, *Speed of Sound*), determinata dal modulo elastico e dalla densità ossea, e l'attenuazione dell'onda a larga banda (BUA, *Broadband Ultrasound Attenuation*), che è direttamente proporzionale al numero di trabecole presenti nel tessuto osseo [25]. Sono stati sviluppati anche altri parametri più complessi che risultano dalla combinazione dei primi: *Amplitude Dependent Speed of Sound* (AD-SOS), *Stiffness, Quantitative Ultrasuond Index* (QUI).

Attualmente i siti scheletrici maggiormente indagati mediante tecniche QUS sono la metafisi distale della falange e il calcagno.

La precisione standardizzata (Coefficiente di variazione/variazioni attese) delle tecniche ultrasonografiche ossee è attualmente inferiore a quella della DXA, per cui queste metodiche risultano meno utili per misurare nel singolo individuo le variazioni nel tempo, sia spontanee che indotte da farmaci. Un problema aggiuntivo deriva dalla notevole varietà degli strumenti commercializzati, con caratteristiche tecniche e prestazioni assai differenti, che hanno reso finora impossibile standardizzare i valori di riferimento e applicarli nella comune pratica clinica.

4.1.6
Tomografia computerizzata quantitativa (QCT)

La QCT può essere utilizzata in modo quantitativo ed è l'unica tecnica non invasiva che misura la reale densità di tessuto osseo in un determinato volume, in g/cm^3, senza la sovrapposizione di altri tessuti e consente l'analisi separata della componente trabecolare e di quella corticale, o di entrambe.

La QCT è una tecnica accettata per la determinazione del rischio di frattura vertebrale e per la diagnosi e il follow-up dell'osteoporosi e di altre malattie metaboliche dell'osso, ma presenta alcuni vantaggi e alcune limitazioni rispetto alla DXA. Il principale vantaggio è costituito dalla mancanza di interferenza dei processi artrosici, che possono portare a sovrastimare la densità ossea vertebrale misurata con tecnica DXA. Le limitazioni principali sono rappresentate dalla dose nettamente più elevata di radiazioni cui viene sottoposto il paziente, dalla minore precisione e accuratezza e dai costi nettamente più elevati [26].

> **Punti chiave - Diagnosi strumentale**
>
> › La diagnosi di osteoporosi si basa sul riscontro di una frattura da fragilità o su un dato di ridotta densità minerale ossea con T-score <-2,5 SD.
>
> › Il riconoscimento delle fratture vertebrali è di fondamentale importanza e la valutazione delle Rx del rachide dorso-lombare rappresenta la prima e irrinunciabile tappa nell'iter diagnostico del paziente con osteoporosi.
>
> › Per definire come fratture le deformità dei corpi vertebrali, Genant ha proposto di utilizzare la morfometria, metodica semi-quantitativa, basata sulla misurazione dell'altezza anteriore, posteriore e media dei corpi vertebrali nel tratto compreso tra T4 e L4.
>
> › La RMN offre un valido contributo nella diagnosi differenziale tra fratture vertebrali recenti o datate e tra fratture vertebrali da fragilità o di natura maligna.
>
> › La metodica *gold-standard* per la diagnosi di osteoporosi è la *dual-energy x-ray absorptiometry* (DXA).
>
> › La densità minerale ossea (BMD) è un indicatore clinico della resistenza meccanica dell'osso che è pari al 60-80% dell'intera forza dell'osso stesso.

4.2
Diagnosi bioumorale

4.2.1
Esami di laboratorio

Svariate condizioni possono causare osteoporosi. Stabilita la presenza di osteoporosi, prima di prescrivere una terapia è sempre importante discriminare le forme primarie (post-menopausale e senile) dalle forme secondarie.

È un errore intraprendere una terapia per l'osteoporosi senza averne indagato l'eziologia. Una iniziale valutazione ematochimica è, quindi, fortemente raccomandata in tutti i pazienti che presentano osteopenia e osteoporosi.

Gli esami di laboratorio sono indispensabili nell'iter diagnostico e devono essere eseguiti in tutti i pazienti per i quali c'è evidenza clinica, radiografica e/o densitometrica di osteoporosi o di fragilità ossea.

Il laboratorio consente la diagnosi differenziale con altre patologie che possono determinare un quadro clinico o densitometrico simile all'osteoporosi. Inoltre, il laboratorio può individuare possibili fattori causali consentendo la diagnosi di osteoporosi secondaria e quindi, dove possibile, un trattamento mirato.

La normalità degli esami bioumorali di I livello è sufficiente ad escludere nel 90% dei casi forme di osteoporosi secondaria (Tabella 4.2, Appendice A punto 5).

Tabella 4.2 Esami bioumorali di I e II livello

Esami I Livello	Esami II Livello
VES	Transaminasi
Emocromo completo	TSH, FT4
Protidemia frazionata	PTH (Paratormone intatto)
Calcemia	25 OH vitamina D3
Fosforemia	Cortisoluria 24 ore
Fosfatasi alcalina totale	Testosterone libero
Creatininemia	Elettroferesi proteine urinarie
Calciuria 24 ore	Esami specifici per patologie associate
	Anticorpi anti-gliadina o anti-endomisio o anti-transglutaminasi
	Markers specifici per il turnover osseo

4.2.2
Markers biochimici del turnover osseo (BTMs)

Identificare i soggetti ad elevato rischio di frattura è uno dei principali obiettivi del management clinico dell'osteoporosi.

La DXA rappresenta il miglior strumento disponibile per la misura della BMD e per la valutazione del rischio di frattura. Tuttavia, solo il 40% delle fratture è presente nelle donne con T-score <-2,5 [27]. La resistenza meccanica dell'osso riflette principalmente l'integrazione tra quantità e qualità dell'osso [1]. Quindi, per eseguire un'adeguata valutazione del rischio di frattura da fragilità, oltre alla determinazione della BMD, è necessario poter valutare anche la qualità dell'osso.

Attualmente, la sola potenziale misura della qualità dell'osso nella pratica clinica è quella del dosaggio dei markers biochimici del turnover osseo (BTMs).

Il turnover osseo aumenta rapidamente dopo la menopausa. Nelle donne in postmenopausa, la BMD è inversamente correlata con i BTM [28, 29].

Dopo la menopausa, tutti i BTMs sono elevati e la perdita di massa ossea è rapida [30]. Un elevato turnover osseo rappresenta un importante fattore di rischio per frattura in quanto aumenta la perdita di massa ossea causando un deterioramento microarchitetturale del tessuto osseo [31, 32].

Elevati valori dei BTMs sono stati riconosciuti come predittivi di frattura del collo femore, di fratture vertebrali e di fratture non vertebrali. Nelle donne anziane con frattura di collo femore il valore del Telopeptide CTx sierico (marcatore del riassorbimento osseo) è cinque volte più elevato rispetto al range di normalità [33].

Nel corso del rimodellamento osseo (ciclo riassorbimento/neoformazione) vengono prodotte sostanze che, se dosate nel sangue o nelle urine, rappresentano degli indicatori dell'entità del metabolismo osseo. I BTMs misurano l'attività enzimatica di osteoblasti e osteoclasti e dei componenti rilasciati dalla matrice ossea. I livelli dei BTMs nel siero e/o nelle urine sono, pertanto, proporzionali all'entità del rimodellamento osseo.

I BTMs si dividono in markers della neoformazione e in markers di riassorbimento osseo (Tabella 4.3).

4.2 Diagnosi bioumorale

Tabella 4.3 Markers biochimici del turnover osseo

Markers di neoformazione	Markers di riassorbimento
Siero	Plasma/siero
- Osteocalcina (BGP)	- Telopeptide Carbossi-terminale del collagene di tipo I (CTx)
- Fosfatasi alcalina totale e ossea (ALP e BALP)	- Telopeptide Amino-terminale del collagene di tipo I (NTx)
	Urine
	- Piridinolina (PYR) e deossipiridinolina (DPD)

Nei soggetti adulti valori dei BTMs al di sopra del limite di normalità sono indicativi di una perdita accelerata di massa ossea oppure della presenza di altre osteopatie primitive o secondarie.

Quando sono alterati entrambi BTMs e BMD, il rischio di frattura è maggiore rispetto a quello considerato per ogni singolo fattore.

La rapida discesa dei livelli di BTMs in corso di trattamento con antiriassorbitivi permette di predire un incremento della BMD e, di conseguenza, la riduzione del rischio di frattura.

Vi sono evidenze che dimostrano l'utilità dell'utilizzo dei BTMs per verificare la risposta alla terapia farmacologica e la compliance al trattamento. La correlazione fra BMD e livelli dei BTMs è statisticamente significativa [34].

Punti chiave - Diagnosi bioumorale

› Svariate condizioni possono causare osteoporosi.
› È di regola un errore intraprendere una terapia per l'osteoporosi senza averne prima indagata l'eziologia.
› La normalità di semplici esami bioumorali di I livello esclude nel 90% dei casi altre forme di osteoporosi secondaria.
› Il turnover osseo aumenta rapidamente dopo la menopausa.
› Un elevato turnover osseo rappresenta un notevole fattore di rischio per fratture da osteoporosi perché aumenta la perdita di massa ossea e causa deterioramento microarchitetturale del tessuto osseo.

Valutazione dei pazienti con fratture da fragilità e/o con bassa BMD (T-score<-2,5) in presenza di uno o più fattori di rischio

5

Tutti i soggetti (donne e uomini) che presentano una frattura da fragilità e/o una bassa densità minerale ossea (BMD) (T-score <-2,5), in presenza di uno o più fattori di rischio, dovrebbero essere valutati e trattati per osteoporosi con:

1. anamnesi accurata per ottenere informazioni sulla storia clinica, considerando i fattori di rischio, le patologie e terapie concomitanti (Tabella 3.1), e per identificare possibili fattori predisponenti alle cadute (Tabelle 3.2 e 3.3; Appendice B);
2. esecuzione di Rx del rachide in presenza di persistente dorsalgia o lombalgia;
3. esecuzione di RM del rachide in presenza di fratture vertebrali per la diagnosi differenziale tra fratture recenti o datate e tra fratture da fragilità o neoplastiche;
4. misurazione della BMD, preferibilmente con la DXA, quando disponibile. I pazienti più anziani plurifratturati, così come i pazienti oltre gli 80 anni con frattura di femore sono, ovviamente, da considerare osteoporotici e una misurazione della BMD non è di solito necessaria, a meno che non la si ritenga utile per migliorare la compliance dei pazienti in trattamento farmacologico;
5. valutazione ematochimica con gli esami di I livello per escludere la presenza di osteoporosi secondaria. In caso di alterazione degli esami di I livello è necessario procedere all'esecuzione degli esami di II livello;
6. valutazione dei BTMs, quando disponibili;
7. intake di calcio adeguato (>1 g al giorno) e di vitamina D3 (da 400 a 800 UI/al giorno);
8. esercizio fisico sotto carico regolare;
9. eliminazione dei fattori di rischio che possano facilitare le cadute;
10. trattamento farmacologico secondo i criteri di rimborsabilità della Nota 79. La scelta del farmaco è condizionata dall'età, dalla presenza di disturbi vasomotori, dalla tollerabilità, dalla presenza nella storia clinica di episodi di tromboembolismo o di neoplasie ormono-dipendenti e dalle caratteristiche e dal numero delle pregresse fratture. Inoltre, le prescrizioni farmacologiche dovrebbero essere basate sulla provata evidenza scientifica.

Misure non farmacologiche di prevenzione e cura dell'osteoporosi

6

Nell'ambito della strategia della cura all'osteoporosi severa, in soggetti con fratture da fragilità preesistenti, i trattamenti terapeutici possono essere suddivisi in due tipi di intervento:
a. non farmacologico;
b. farmacologico.

Il trattamento dell'osteoporosi severa deve essere finalizzato alla riduzione del rischio di ri-frattura. I provvedimenti non farmacologici (dieta, attività fisica) o l'eliminazione di fattori di rischio modificabili (fumo, igiene di vita) dovrebbero essere raccomandati a tutti.

6.1
Apporto di calcio e vitamina D

L'apporto dietetico quotidiano di calcio nella popolazione italiana è insufficiente (Livello di evidenza II), specie in postmenopausa e in età senile. La supplementazione con calcio si è dimostrata in grado di determinare modesti incrementi densitometrici (Livello I) e una riduzione del rischio di fratture vertebrali (Livello II), ma non vi sono evidenze di un effetto preventivo della sola supplementazione calcica nel ridurre il rischio di fratture non vertebrali (Livello II).

L'introduzione alimentare di calcio può essere stimata all'anamnesi tenendo presente che:
1. il latte e lo yogurt contengono 120 mg di calcio per 100 ml;
2. i formaggi stagionati contengono circa 1000 mg di calcio per 100 g;
3. i formaggi freschi contengono circa 500 mg di calcio per 100 g;
4. la quota di calcio contenuta negli altri alimenti assunti durante la giornata (esclusi latte e derivati) è complessivamente di circa 250 mg;

5. l'eventuale consumo di acqua minerale ad alto tenore calcico va conteggiato a parte (le acque più ricche di calcio arrivano a contenerne circa 350mg per litro).
Il fabbisogno di calcio varia a seconda dell'età e di determinate condizioni (Tabella 6.1, Appendice A punti 6 e 7).

Tabella 6.1 Apporto giornaliero di calcio raccomandato (mg/die)

1-5 anni	800
6-10 anni	800-1.200
11-24 anni	1.200-1.500
25-50 anni	1.000
gravidanza o allattamento	1.200-1.500
donne in postmenopausa in trattamento estrogenico, e uomini di 50-65 anni	1.000
donne in postmenopausa senza trattamento estrogenico, e uomini di età superiore ai 65 anni	1.500

La somministrazione di solo calcio si è dimostrata incapace di produrre incrementi densitometrici significativi nei soggetti con un apporto dietetico di calcio carente. Si è, invece, dimostrata una lieve riduzione del rischio di frattura, specialmente nella popolazione anziana, con un apporto dietetico di calcio ≥1.200 mg/die.

La dose consigliabile di supplementi di calcio, compresa tra i 500 e i 1000 mg/die, va commisurata al grado di carenza alimentare quotidiana dei soggetti con frattura da fragilità.

In condizioni di ridotta esposizione alla luce solare, età avanzata, precarie condizioni nutrizionali, malassorbimento intestinale e in caso di assunzione di farmaci, quali gli anticonvulsivanti o i glucocorticoidi, è facile osservare una condizione di ipovitaminosi D. La concentrazione sierica di 25(OH)D3 (calcifediolo) è ritenuta il miglior indicatore della supplementazione di vitamina D3 e la presenza di iperparatiroidismo secondario è ritenuta un importante indicatore della sua inadeguatezza. Studi recenti hanno messo in evidenza che il livello auspicabile di 25(OH)D3 debba essere superiore a 30 ng/ml o 75 nmol/l [35]. Nelle donne italiane è stata documentata un'elevata prevalenza di ipovitaminosi D (Livello I) che favorisce lo sviluppo di osteoporosi e/o osteoporomalacia. L'ipovitaminosi D nell'anziano è stata associata a un aumentato rischio di fratture da fragilità, in particolare del femore prossimale (Livello I). In conseguenza all'ipovitaminosi D sono stati descritti quadri di miopatia prossimale con disturbi dell'equilibrio e conseguente aumentato rischio di cadute (Livello I). La supplementazione di vitamina D3 ha dimostrato di avere effetti densitometrici modesti, ma la capacità di ridurre il rischio di frattura da fragilità nell'anziano (Livelli 1A; Raccomandazione grado A).

È raccomandato un apporto quotidiano (eventualmente ricorrendo a supplementi) di 400 UI (10 μg) nei soggetti di età compresa tra i 51-70 anni e almeno di 800 UI (15 μg) nei soggetti di età ≥70 anni (Livello I).

La vitamina D3 può essere somministrata anche in boli settimanali, mensili, trimestrali o annuali. Al fine di ripristinare un adeguato stato vitaminico D è raccomandata la somministrazione di un bolo di vitamina D3 da 100.000 a 1.200.000 UI con valori di 25(OH)D3 ≤20 ng/ml o 50 nmol/l e una dose di mantenimento variabile da 800 a 1200 UI/die in somministrazioni giornaliere o refratte. Un bolo di vitamina D3, per esempio 600.000 UI, è indicato in tutti gli anziani che si fratturano il femore e che non siano già in terapia con vitamina D3.

I dati attualmente disponibili suggeriscono che la vitamina D sia più importante del calcio nella prevenzione delle fratture. Si è osservato il 72% di riduzione delle cadute in una popolazione anziana dopo 5 mesi di trattamento con vitamina D 800 UI e il 49% di riduzione nelle cadute tra le donne anziane nelle strutture geriatriche utilizzando la combinazione di vitamina D3 800 UI e calcio carbonato 1.200 mg confrontate con quelle che assumevano solo calcio carbonato 1.200 mg senza vitamina D [35].

La somministrazione della vitamina D3 (colecalciferolo) per os è preferibile a quella per via intramuscolare. La somministrazione di vitamina D3 è del tutto sicura in quanto solo la quantità necessaria all'organismo, momento per momento, rigidamente controllata dai livelli di PTH intatto, verrà idrossilata e trasformata in calcitriolo, ormone attivo. Al contrario, l'utilizzo di metaboliti attivi della vitamina D (es. calcitriolo) non è indicato per la prevenzione e il trattamento dell'ipovitaminosi D che presentano, tra l'altro, maggiori rischi di ipercalcemia ed ipercalciuria ed il loro impiego è giustificato solo in casi selezionati di insufficienza renale, insufficienza epatica o di grave malassorbimento intestinale.

Va ricordato, infine, che una delle principali cause di inefficacia della terapia farmacologica dell'osteoporosi è dovuta alla mancata correzione di uno stato carenziale di vitamina D sottostante.

6.2
Altri nutrienti

L'aumento dell'apporto proteico in soggetti con inadeguato introito riduce il rischio di fratture di collo femore in entrambi i sessi (Livello III). Per altri elementi non vi sono evidenze di correlazione con rischio di frattura o densità minerale nelle donne. La riduzione dell'introito di alcol si accompagna a miglioramento della salute ossea e a riduzione del rischio di cadute (Livello IIa, III). Un consumo elevato di caffeina (superiore alle 4 tazzine/die) è stato da taluni associato a un aumento del rischio di frattura di femore in entrambi i sessi (Livello II). Sono stati riportati effetti negativi sulla densità minerale ossea da un introito alimentare di sodio superiore a 2100 mg (90 nmol) sia nelle donne (Livello III) che negli uomini (Livello III). Non è stata documentata alcuna evidenza riguardante l'efficacia dell'assunzione alimentare di isoflavoni della soia.

6.3
Attività fisica

Gli studi che hanno valutato gli effetti dell'attività fisica sulla densità minerale ossea hanno dimostrato che l'attività fisica sotto carico è in grado di prevenire l'1% della perdita minerale ossea annuale e che il beneficio maggiore è a carico della colonna vertebrale (Livello I). L'attività fisica, in particolare esercizi personalizzati di rinforzo muscolare e di rieducazione all'equilibrio e alla deambulazione, hanno mostrato di ridurre negli anziani sia il rischio di cadute (Livello Ia) che di traumi correlati (Livello IIa).

I trial randomizzati controllati e le metanalisi, valutando gli effetti dell'esercizio fisico sull'osteoporosi, rivelano come esso sia efficace nel preservare la massa ossea, nel prevenire le fratture e le cadute e nel migliorare la qualità di vita nei pazienti con osteoporosi. È, quindi, importante attuare dei protocolli specifici di esercizio fisico che tengano in considerazione l'età e le condizioni fisiche generali del paziente [36].

6.4
Interventi sul rischio di caduta

Buona parte delle fratture da fragilità, specie del femore, ha come concausa un evento traumatico non efficiente, quale la caduta dalla posizione eretta o da altezza inferiore, il cui rischio può essere modificato (Livello II; per i fattori di rischio vedi Tabelle 3.2 e 3.3).

La revisione della terapia farmacologica (riduzione del numero di farmaci in

Tabella 6.2 Miglioramento dei fattori di rischio modificabili

Intervento	Effetto su	Grado raccomandazione
adeguato apporto alimentare di calcio e di vitamina D	perdita di massa ossea	A
adeguato apporto alimentare di calcio e di vitamina D	rischio di frattura	C
astensione dal fumo	perdita di massa ossea	C
astensione dal fumo	rischio di frattura	C
esercizi con "carico"	rischio di frattura	C
esercizi con "carico"	perdita di massa ossea	A
esercizi con "carico"	rischio di caduta	A
evitare abuso alcolico	rischio di frattura	C
evitare abuso alcolico	perdita di massa ossea	D
modificazioni ambientali	rischio di caduta	A
modificazioni ambientali	rischio di frattura	D

uso e/o sospensione degli psicofarmaci) si è associata a una diminuzione del rischio di cadute (Livello II).

Gli interventi per ridurre il rischio di caduta dovrebbero quindi essere multidisciplinari e includere uno screening dello stato di salute, una valutazione dei fattori di rischio ambientali specie domiciliari, l'analisi e l'adeguamento dell'attività fisica ed una revisione dell'uso di farmaci (Livello I).

È raccomandabile una strategia di prevenzione delle cadute nei soggetti anziani che includa un adeguato apporto di vitamina D, esercizio fisico mirato e l'educazione sui rischi ambientali di caduta, soprattutto in casa (tappeti, illuminazione inadeguata, ecc.; Raccomandazione di grado A, vedi Tabella 6.2).

Indicazioni al trattamento farmacologico dell'osteoporosi

7

L'obiettivo fondamentale del trattamento farmacologico dell'osteoporosi severa è di ridurre il rischio di ri-fratture; di conseguenza la scelta del farmaco si deve basare su solide evidenze scientifiche, ottenute a seguito di studi clinici controllati su ampie popolazioni di soggetti a rischio nei quali il farmaco in oggetto abbia ridotto significativamente il numero di fratture rispetto al gruppo placebo. La Tabella 7.1 riassume, per ciascun farmaco preso in esame, i livelli di evidenza differenziati per i vari obiettivi terapeutici (Appendice A punti 8-10).

Molti di questi farmaci sono indicati solo nel trattamento dell'osteoporosi post-menopausale. Tuttavia alendronato, etidronato, risedronato, zoledronato e teriparatide sono indicati per la prevenzione e il trattamento dell'osteoporosi secondaria alla terapia corticosteroidea. Alendronato, risedronato e teriparatide sono indicati anche nel trattamento dell'osteoporosi maschile.

In considerazione del largo spettro di efficacia antifratturativa dimostrato, l'alendronato, il risedronato, lo zoledronato e lo stronzio ranelato sono indicati nella prevenzione delle fratture da fragilità [37]. Questa distinzione è importante perché, una volta verificatasi la prima frattura da fragilità, il rischio di avere una nuova frattura è molto elevato, indipendentemente dal grado di densità minerale ossea, e, quindi, è importante intraprendere una terapia in grado di ridurre il rischio di ulteriori fratture vertebrali, non vertebrali e femorali.

Lo stronzio ranelato si è dimostrato particolarmente efficace nella popolazione molto anziana (sottogruppo di donne di età ≥80 anni a elevato rischio di frattura) [38]. Esso, inoltre, rappresenta una valida opzione in quei soggetti non complianti alla terapia con bisfosfonati.

Anche lo zoledronato per via endovenosa rappresenta una valida alternativa. Per la mancata evidenza scientifica di efficacia nella prevenzione delle fratture di collo femore, raloxifene e ibandronato non sono indicati. In considerazione dell'elevato costo del paratormone e del teriparatide, il loro utilizzo è limitato ai soggetti con osteoporosi severa e/o ai soggetti non responder agli altri trattamenti per l'osteoporosi.

Tabella 7.1 Farmaci in uso per la terapia dell'osteoporosi: tipo e risultati negli obiettivi terapeutici (livelli di evidenza)

Farmaco	Obiettivo terapeutico			
	massa ossea	fratture vertebrali	fratture non-vertebrali	fratture femorali
Etidronato (*^)	I	I	III	III
Clodronato 800 mg/die (*)	I	I	III	III
Alendronato 70 mg/sett (*)	I	I	I	I
Risedronato 35 mg/sett (*)	I	I	I	I
Ibandronato 150 mg/mese (*)	I	I	II	--
Zoledronato 5 mg/anno (**)	I	I	I	I
Raloxifene 60 mg/die (*)	I	I	--	--
Teriparatide (1-34) 20 µg/die s.c.	I	I	I	--
Paratormone (1-84) 100 µg/die s.c.	I	I	--	--
Stronzio ranelato 2 g/die (*)	I (^)	I	I	I(§)

(*^) 400 mg/die (in Italia sono disponibili le compresse da 300 mg) per 14-20 giorni seguiti da 56-91 giorni di calcio e/o vitamina D. La riduzione del Rischio Relativo di fratture vertebrali presenta un ampio intervallo di confidenza.
(*) Per via orale.
(**) Per via endovenosa.
(^) L'entità degli incrementi di BMD è condizionata dalle caratteristiche fisiche dello stronzio.
(§) Evidenza derivata da studi post hoc.

È stato dimostrato che l'effetto protettivo sulle fratture dei bisfosfonati e dello stronzio ranelato è rapido e viene raggiunto entro i 12 mesi di terapia.

La durata ottimale della terapia è ancora incerta. Non si dispone di dati in grado di indicare quanto protrarre il trattamento nel singolo paziente per ottenere il massimo beneficio. Ci sono dati che ipotizzano come un trattamento a lungo termine con bisfofsonati possa aumentare i microdanni e ridurre i processi riparativi dell'osso aumentando così il rischio di frattura. Tuttavia, anche il mancato controllo di un turnover osseo troppo rapido e la conseguente perdita di massa ossea sono alla base di un elevato rischio di frattura. L'attuale indicazione è quella di proseguire il trattamento per un periodo di almeno 5 anni. Nei soggetti in cui il rischio di frattura rimane elevato (bassa BMD, presenza di fratture durante il trattamento o di altri fattori di rischio) il trattamento dovrebbe essere proseguito per un periodo maggiore [39].

7.1
Bisfosfonati

I bisfosfonati sono i farmaci maggiormente utilizzati per il trattamento dell'osteoporosi. Essi sono composti sintetici in grado di fissarsi elettivamente sulle superfici ossee sottoposte a rimodellamento, bloccando l'attività osteoclastica con un meccanismo d'azione diverso in funzione della presenza o meno del gruppo amminico. I bisfosfonati sono assorbiti solo per lo 0,5-5% nel tratto gastro-intestinale. Formulati all'inizio per una somministrazione giornaliera, oggi la gran parte degli analoghi è in commercio in formulazioni settimanali, mensili, trimestrali o annuali. È opportuno precisare che per alendronato, risedronato e ibandronato gli studi registrativi sono stati condotti mediante somministrazione giornaliera e gli effetti sulle fratture sono stati attribuiti a formulazioni intermittenti mediante studi di bioequivalenza.

Una caratteristica che distingue i bisfosfonati dagli altri farmaci utilizzati nella prevenzione e nella cura dell'osteoporosi è che l'effetto farmacologico tende a persistere per lunghi periodi di tempo dopo l'interruzione del trattamento. Dopo la sospensione della terapia con bisfosfonati, infatti, il turnover osseo rimane basso e la BMD stabile per lunghi periodi di tempo. Sembra che la persistenza dell'effetto sia da riferire all'accumulo del farmaco all'interno del tessuto osseo e che l'entità del fenomeno coinvolga i vari bisfosfonati in misura differente, in funzione della loro affinità e stabilità di legame con i cristalli di idrossiapatite.

L'*etidronato* è stato il primo bisfosfonato studiato nella prevenzione delle fratture da fragilità. Con lo schema di 400 mg/die per 14 giorni, seguito da 76 giorni di trattamento con calcio carbonato ogni 3 mesi, i risultati dei primi studi in donne con osteoporosi post-menopausale avevano mostrato effetti incoraggianti sulla mineralizzazione e sugli indici di turnover osseo. Studi condotti in seguito per periodi più lunghi e con campioni adeguati non hanno confermato le aspettative iniziali [40].

Il *clodronato* alla dose di 800 mg/die per os ha ridotto significativamente il numero di fratture "cliniche" (tutte le sedi) in una popolazione selezionata in base a età (≥75 anni) e a rischio elevato di frattura, senza tuttavia incidere sul rischio di frattura del femore. Per la formulazione iniettabile del clodronato non esistono ad oggi dati di efficacia sulla riduzione del rischio di fratture osteoporotiche.

L'*alendronato* e il *risedronato* sono in grado di aumentare la densità vertebrale ossea in 3 anni dell'1 e del 6% rispettivamente. Entrambi hanno un'ampia documentazione di efficacia nella prevenzione delle fratture vertebrali e non-vertebrali (incluse quelle di femore) e si sono dimostrati efficaci anche nel ridurre l'incidenza di fratture vertebrali nell'osteoporosi indotta da corticosteroidi [41].

L'*ibandronato* è stato registrato sulla base di studi condotti utilizzando un dosaggio di 2,5 mg/die.

A questo dosaggio il farmaco si è dimostrato efficace nel ridurre solo il rischio di fratture vertebrali. L'ibandronato è stato tuttavia successivamente commercializzato al dosaggio di 150 mg/mese o 3 mg per via e.v. ogni 3 mesi, ovvero a dosaggi cumulativi-biodisponibili doppi rispetto a quelli utilizzati negli studi registrativi. A questo dosaggio l'ibandronato si è dimostrato in grado di ridurre il rischio di fratture non-vertebrali rispetto al dosaggio di 2,5 mg/die [42, 43].

Lo *zoledronato* è efficace a dosi molto basse e questa caratteristica ne consente l'infusione endovenosa in un tempo breve (15-30 minuti) [44].

La monodose annuale e.v. di 5 mg di acido zoledronico per 3 anni ha ridotto il rischio di fratture vertebrali, non-vertebrali e di femore. Lo zoledronato si è dimostrato altresì efficace nel ridurre il rischio di nuove fratture cliniche quando somministrato 2 settimane dopo un frattura di femore. Con zoledronato è stata anche dimostrata una riduzione della mortalità globale [45].

Alendronato, risedronato e zoledronato sono stati registrati anche per il trattamento dell'osteoporosi maschile.

7.2
Modulatori selettivi del recettore estrogenico (SERMs)

I modulatori selettivi del recettore estrogenico (SERMs) sono composti sintetici in grado di legarsi al recettore per gli estrogeni e produrre effetti agonistici nel tessuto osseo ed epatico e antagonisti nel tessuto mammario e nell'apparato genito-urinario.

L'unico SERMs attualmente in commercio con l'indicazione per la prevenzione e il trattamento dell'osteoporosi è il *raloxifene*.

L'efficacia antifratturativa del raloxifene è stata documentata per le fratture vertebrali, mentre manca la documentazione di efficacia per quelle non-vertebrali. Lo studio MORE stabilisce che l'effetto terapeutico è più evidente in prevenzione secondaria soprattutto per evitare una nuova frattura vertebrale in donne trattate con 60mg/die per 3 anni [46]. Il raloxifene, al pari di ogni terapia con estrogeni, si associa ad aumentato rischio di eventi tromboembolici e può accentuare i fenomeni vasomotori post-menopausali.

7.3
Teriparatide (1-34 PTH) e paratormone (1-84)

A differenza di altri farmaci usati per il trattamento dell'osteoporosi che agiscono riducendo il turnover dell'osso, il teriparatide (frammento 1-34 del paratormone) e l'ormone paratiroideo 1-84 somministrati in modo intermittente per via iniettiva sottocutanea ai dosaggi di 20 µg e di 100 µg, rispettivamente, aumentano la densità minerale ossea stimolando la formazione di tessuto osseo.

Il teriparatide (frammento 1-34) e il paratormone 1-84 sono stati registrati dall'EMEA per la terapia dell'osteoporosi severa post-menopausale. Si tratta dei primi farmaci in grado di stimolare direttamente la neoformazione ossea osteoblastica. La terapia con teriparatide e paratormone determina i maggiori incrementi della massa ossea trabecolare, mentre l'effetto sull'osso corticale è paragonabile a quello dei bisfosfonati. Mentre il paratormone riduce il rischio di fratture vertebrali [47], il teriparatide è in grado di ridurre il rischio di fratture vertebrali e non-vertebrali, inoltre, è prescrivibile anche in pazienti con fratture vertebrali in trattamento con corticosteroidi [48] e nell'osteoporosi maschile [49].

7.4
Ranelato di stronzio

Il *ranelato di stronzio* è un composto di sintesi costituito da due atomi di stronzio salificati con l'acido ranelico. Diversi studi hanno dimostrato come il ranelato di stronzio sia in grado di riequilibrare il rimodellamento osseo a favore della neoformazione attraverso una duplice azione. Da un lato si assiste a una stimolazione della neoformazione ossea mediata da un aumento della differenziazione e dell'attività degli osteoblasti e dall'altro a un decremento dose-dipendente dei processi di riassorbimento mediati da un aumento dell'apoptosi degli osteoclasti e da una conseguente riduzione dell'attività osteoclastica [50]. L'efficacia del ranelato di stronzio è stata dimostrata in due trial clinici randomizzati della durata di 5 anni con analisi principale a 3 anni. I risultati a 3 anni hanno dimostrato che il farmaco ha ridotto rispettivamente del 41%, del 16% e del 36% il rischio di fratture vertebrali, non-vertebrali e femorali. I risultati a 5 anni hanno confermato quelli osservati nei primi 3 anni [51].

7.5
Farmaci in via di approvazione

Il *bazedoxifene* è un nuovo farmaco per il trattamento dell'osteoporosi post-menopausale, recentemente approvato dalla FDA e dall'EMEA, che appartiene alla categoria dei SERMs. Gli studi clinici randomizzati e controllati, condotti in donne osteoporotiche, hanno dimostrato che, al dosaggio quotidiano di 20 mg per os, bazedoxifene determina significativi incrementi della BMD in tutti i siti scheletrici valutati, riduzioni dei marcatori del turnover osseo e significative riduzioni del rischio di nuove fratture vertebrali in soggetti ad elevato rischio di frattura. In un'analisi post-hoc, bazedoxifene ha dimostrato la capacità di ridurre il rischio di fratture non vertebrali in un sottogruppo ad elevato rischio di fratture vs placebo e raloxifene [52–54]. Bazedoxifene, al pari di ogni terapia con estrogeni, si associa a un aumento del rischio di eventi tromboembolici, può accentuare i fenomeni vasomotori post-menopausali e procurare crampi agli arti inferiori. Non è aumentata l'incidenza di episodi di IMA o strokes a 3 anni e inoltre il farmaco è associato a un favorevole profilo di sicurezza per i tessuti endometriale, ovarico e mammario [55].

Il *denosumab* è un nuovo farmaco per il trattamento dell'osteoporosi. È un anticorpo monoclonale interamente umano diretto specificamente contro il RANKL, che ne impedisce il legame con il suo recettore RANK presente sulla superficie degli osteoclasti e dei loro precursori, bloccandone la maturazione, l'attivazione e la sopravvivenza [56]. Denosumab, quindi, determina una riduzione del rimodellamento osseo e un incremento della densità minerale, del volume e della resistenza meccanica dell'osso. Gli studi clinici randomizzati e controllati, condotti in donne osteopeniche ed osteoporotiche, hanno dimostrato che, al dosaggio di 60 mg per via s.c. ogni 6 mesi, il denosumab determina significativi e costanti incrementi della BMD in tutti i siti scheletrici valutati, rapide e prolungate riduzioni dei markers di turnover osseo e significative riduzioni del rischio di frattura vertebrale, non vertebrale e di femore. Denosumab ha, inoltre, dimostrato di possedere un buon profilo di tollerabilità e sicurezza in quanto la frequenza e tipologia degli eventi avversi riportati è risultata simile al placebo o al trattamento con bisfosfonati [57–61]. La caratteristica che distingue il denosumab dai bisfosfonati utilizzati nella cura dell'osteoporosi è che l'effetto farmacologico è reversibile alla sospensione del trattamento [59].

> **Punti chiave**
>
> › Il trattamento dell'osteoporosi severa deve essere finalizzato a ridurre il rischio di ri-frattura.
> › I provvedimenti non farmacologici (dieta, attività fisica) e l'eliminazione di fattori di rischio modificabili (fumo, igiene di vita) dovrebbero essere raccomandati a tutti.
> › L'ipovitaminosi D nell'anziano si associa ad aumentato rischio di fratture da fragilità, in particolare di femore.
> › È raccomandabile una strategia di prevenzione delle cadute nei soggetti anziani che preveda un adeguato apporto di vitamina D, esercizio fisico ed educazione sui rischi ambientali, soprattutto in casa (tappeti, illuminazione inadeguata, ecc.).
> › La scelta di un farmaco deve basarsi su solide evidenze scientifiche, ottenute a seguito di studi clinici controllati su ampie popolazioni di soggetti a rischio in cui il farmaco in oggetto abbia dimostrato di ridurre significativamente il numero delle fratture rispetto al gruppo trattato con placebo.

Conclusioni 8

In Italia le Unità di Ortopedia e Traumatologia si stanno già battendo per offrire un management di alta qualità al gran numero di pazienti con fratture da fragilità. La presenza di una prima frattura da fragilità è il principale fattore di rischio per una successiva frattura, poiché aumenta il rischio di ulteriori fratture da 2 a 5 volte e raddoppia il rischio di frattura del collo femorale indipendentemente dall'età e dalla massa ossea. Più del 50% delle donne e del 30% degli uomini andrà incontro nel corso della vita a una frattura da osteoporosi. Metà dei pazienti con frattura di collo di femore rimarrà disabile e il 25% necessiterà di assistenza domiciliare per molto tempo. Il 10-24% dei pazienti con frattura di femore muore entro un anno dalla frattura. Per le donne caucasiche il rischio di morte per frattura di femore è paragonabile a quello del cancro al seno. Gli uomini, dopo la frattura di collo femore, hanno un rischio di mortalità più elevato delle donne.

I costi diretti per l'ospedalizzazione delle fratture di femore in Italia ammontano a oltre 390 mln di euro, a cui vanno aggiunti 412 mln di euro per la riabilitazione finalizzata al recupero funzionale e ulteriori 290 mln tra costi sociali e costi indiretti. La stima dei costi totali per le fratture di collo femore in Italia supera, pertanto, in un anno il miliardo di euro.

Con l'aumentare della spettanza di vita, la stima della gravità del problema è nelle prossime decadi ancora più pessimistica. Sebbene i numeri non siano certi, tuttavia, le ultime stime ci portano per il 2050 un raddoppio dell'incidenza di fratture da fragilità. Questi trends epidemiologici promuovono un'enorme sfida per la nostra società e per le Unità di Ortopedia e Traumatologia che saranno sempre più occupate da pazienti con fratture da fragilità. Perciò, partendo dalla frattura, che è la principale complicanza dell'osteoporosi, è fondamentale che il chirurgo ortopedico svolga la sua parte assumendo un ruolo attivo nel management del paziente osteoporotico fratturato per ridurre il rischio di successive fratture e per migliorarne l'outcome a lungo termine arrestando la spirale discendente della salute e della qualità della vita.

Appendici

Red Flags   A

1. La frattura da trauma a bassa energia è fortemente indicativa di una condizione di fragilità ossea
2. Le linee guida internazionali attribuiscono ai diversi fattori di rischio un peso differente nel determinare una condizione di fragilità ossea
3. Poiché nel 50% circa dei soggetti la frattura di femore si associa a fratture vertebrali subcliniche, è opportuno programmare in questi pazienti un'indagine radiografica della colonna dorsale e lombare in proiezione laterale
4. Valori di BMD normali o indicativi di osteopenia si rilevano in un'elevata percentuale di pazienti con fratture da fragilità. Pertanto l'esame DXA è utile soprattutto per confermare e quantificare la condizione di osteoporosi, e nel follow-up del trattamento farmacologico
5. La normalità degli esami di primo livello esclude nel 90% dei casi un'osteoporosi secondaria
6. Il trattamento non farmacologico, mirato a correggere i fattori di rischio modificabili, è necessario ma non sufficiente a ridurre il rischio di ri-frattura
7. La tempestiva somministrazione di vitamina D ad alte dosi, seguita da un'adeguata terapia di mantenimento, contribuisce al trofismo muscolo-scheletrico, migliora le condizioni generali del paziente e riduce il rischio di cadute
8. La scelta del percorso terapeutico, adattata al paziente, è subordinata alla valutazione dei fattori individuali che possono influire sull'efficacia della terapia e sull'aderenza al trattamento
9. Le indicazioni dei diversi farmaci possono variare in base alle caratteristiche e al numero delle fratture
10. La necessità di prescrivere un trattamento farmacologico in pazienti con frattura da fragilità deve prescindere dalla rimborsabilità (Nota 79) del farmaco nella convinzione che ogni frattura da fragilità necessita di un trattamento

Protocollo diagnostico per sede di frattura   B

Sono bordati in rosso gli esami diagnostici raccomandati nelle diverse sedi di frattura

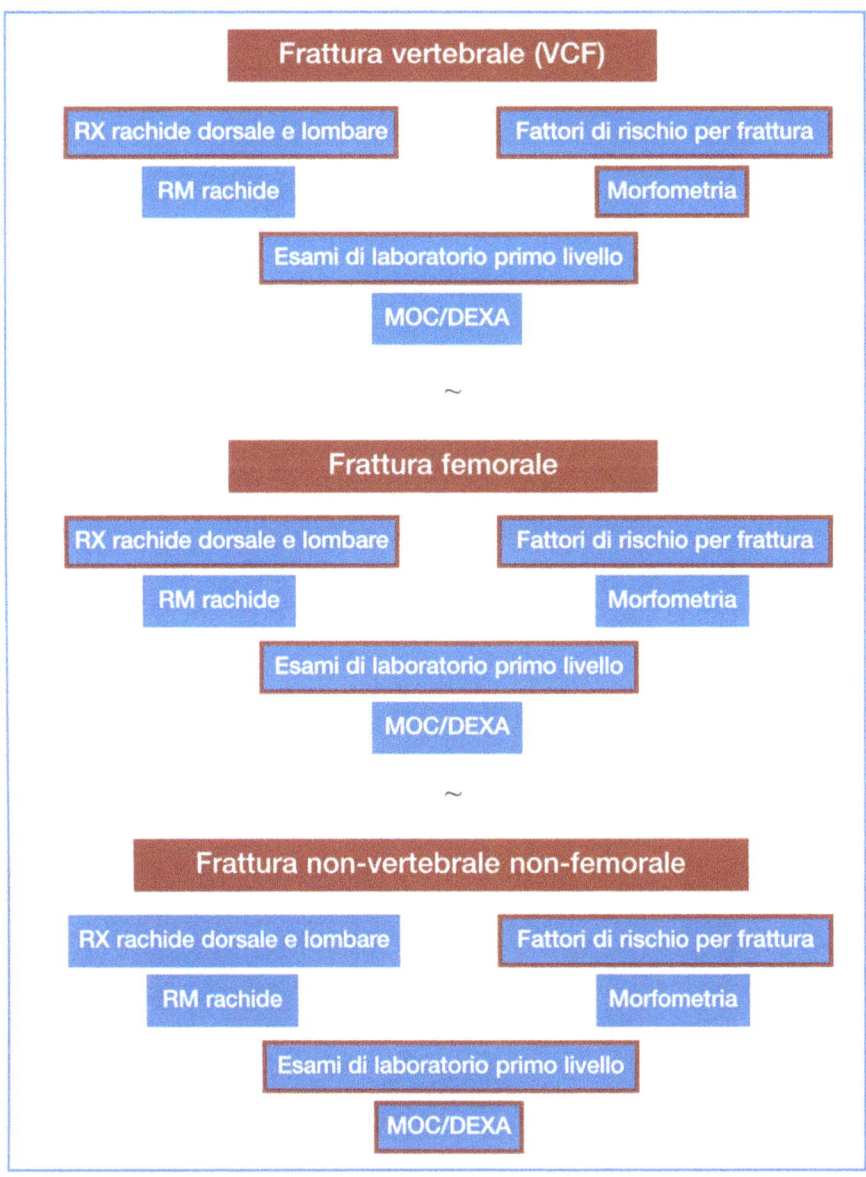

Nota 79 per la rimborsabilità dei farmaci anti-osteoporotici

NOTA 79

La prescrizione a carico del SSN è limitata alle seguenti condizioni di rischio:

- soggetti di età superiore a 50 anni in cui sia previsto un trattamento > 3 mesi con dosi > 5 mg/die di prednisone o dosi equivalenti di altri corticosteroidi:

ac. alendronico, ac. risedronico, ac. alendronico + vitamina D3

- soggetti con pregresse fratture osteoporotiche vertebrali o di femore
- soggetti di età superiore a 50 anni con valori di T-score della BMD femorale o ultrasonografica del calcagno < - 4 (o < -5 per ultrasuoni falangi)
- soggetti di età superiore a 50 anni con valori di T-score della BMD femorale o ultrasonografica del calcagno < -3 (o < - 4 per ultrasuoni falangi) e con almeno uno dei seguenti fattori di rischio aggiuntivi
    - storia familiare di fratture vertebrali e/o di femore
    - artrite reumatoide e altre connettiviti
    - pregressa frattura osteoporotica al polso
    - menopausa prima 45 anni di età
    - terapia cortisonica cronica

ac. alendronico, ac. alendronico + vitamina D3, ac. risedronico, ac. ibandronico,, raloxifene, ranelato di stronzio.

- soggetti che incorrono in una nuova frattura vertebrale moderata-severa o in una frattura di femore in corso di trattamento con uno degli altri farmaci della nota 79 (alendronato, alendronato+vit. D3, risedronato, raloxifene, ibandronato, ranelato di stronzio) da almeno un anno per una pregressa frattura vertebrale moderata-severa o una frattura di femore. Soggetti, anche se in precedenza mai trattati con gli altri farmaci della nota 79 (alendronato, alendronato+vit. D3, risedronato, raloxifene, ibandronato, ranelato di stronzio), che si presentano cumulativamente con 3 o più pregresse fratture vertebrali severe o di femore o con 2 fratture vertebrali severe ed una frattura femorale prossimale.

La nota si applica su diagnosi e piano terapeutico, della durata di 6 mesi prolungabile di ulteriori periodi di 6 mesi per non più di altre due volte (per un totale complessivo di 18 mesi), di centri specializzati, Universitari o delle Aziende Sanitarie, individuate dalle Regioni e dalle Province autonome di Trento e Bolzano

teriparatide, ormone paratiroideo

- soggetti di età superiore a 50 anni in trattamento da più di 12 mesi con dosi > 5 mg/die di prednisone o dosi equivalenti di altri corticosteroidi e che si presentano con una frattura vertebrale severa o due fratture vertebrali moderate.

La nota si applica su diagnosi e piano terapeutico, della durata di 6 mesi prolungabile di ulteriori periodi di 6 mesi per non più di altre due volte (per un totale complessivo di 18 mesi), di centri specializzati, Universitari o delle Aziende Sanitarie, individuate dalle Regioni e dalle Province autonome di Trento e Bolzano

teriparatide

Prima di avviare la terapia con i farmaci sopraindicati, in tutte le indicazioni è raccomandato un adeguato apporto di calcio e vitamina D, ricorrendo, ove dieta ed esposizione solari siano inadeguati, a supplementi con sali di calcio e vitamina D3 (e non ai suoi metaboliti idrossilati). La prevenzione delle fratture osteoporotiche deve anche prevedere un adeguato esercizio fisico, la sospensione del fumo e la eliminazione di condizioni ambientali ed individuali favorenti i traumi. Non deve essere dimenticato, infine, che tutti principi attivi non sono privi di effetti collaterali per cui va attentamente valutato il rapporto vantaggi e rischi terapeutici. Inoltre la loro associazione è potenzialmente pericolosa e va pertanto evitata. Per l'applicazione della Nota 79, la valutazione della massa ossea con tecnica DXA o ad ultrasuoni deve essere fatta presso strutture pubbliche o convenzionate con il SSN.

La prescrizione va fatta nel rispetto delle indicazioni e delle avvertenze della scheda tecnica dei singoli farmaci.

Bifosfonati:
- ac. alendronico
- ac. risedronico
- ac. ibandronico
- ac. alendronico vitamina D3
- raloxifene
- ranelato di stronzio
- teriparatide
- ormone paratiroideo

Esempio 1 di applicazione della Nota 79

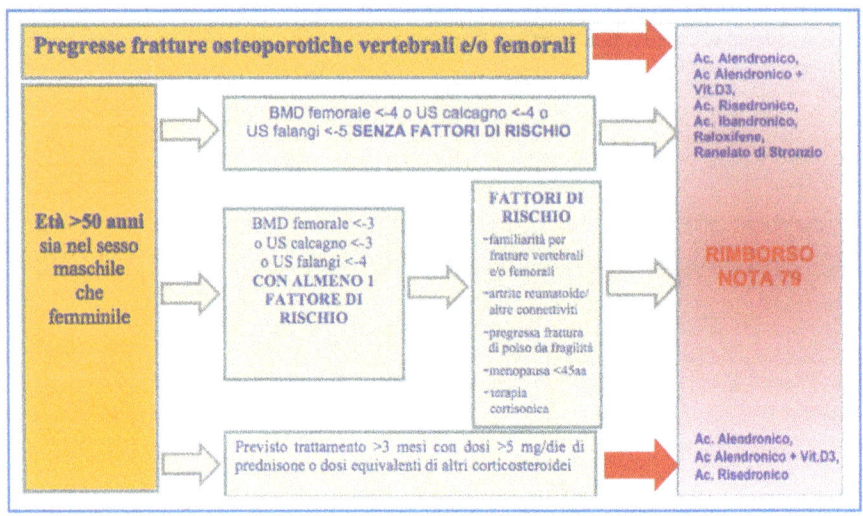

Esempio 2 di applicazione della Nota 79

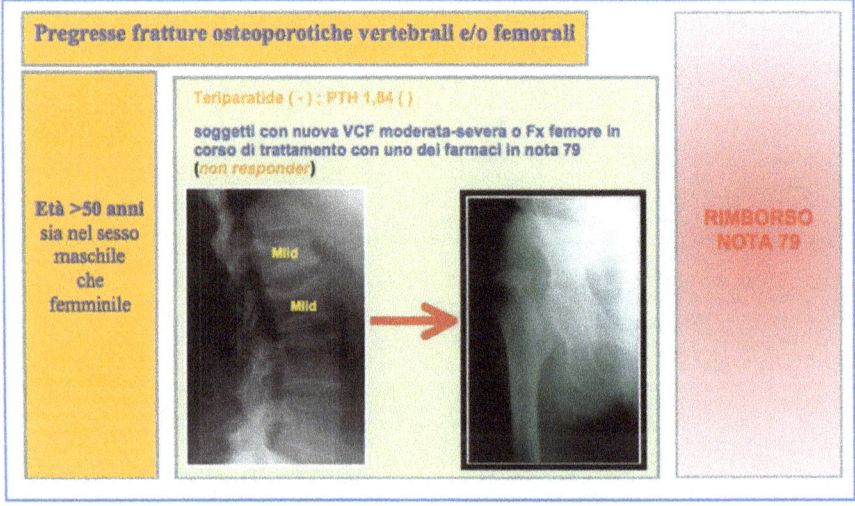

Esempio 3 di applicazione della Nota 79

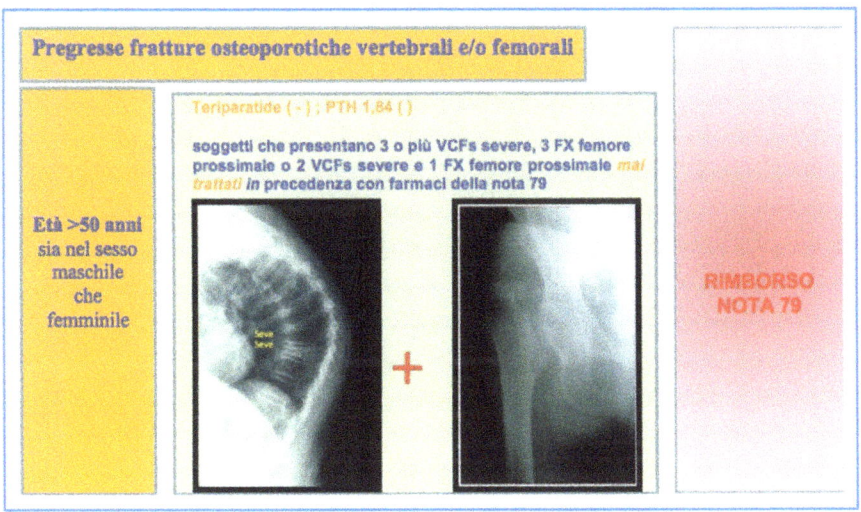

Esempio 4 di applicazione della Nota 79

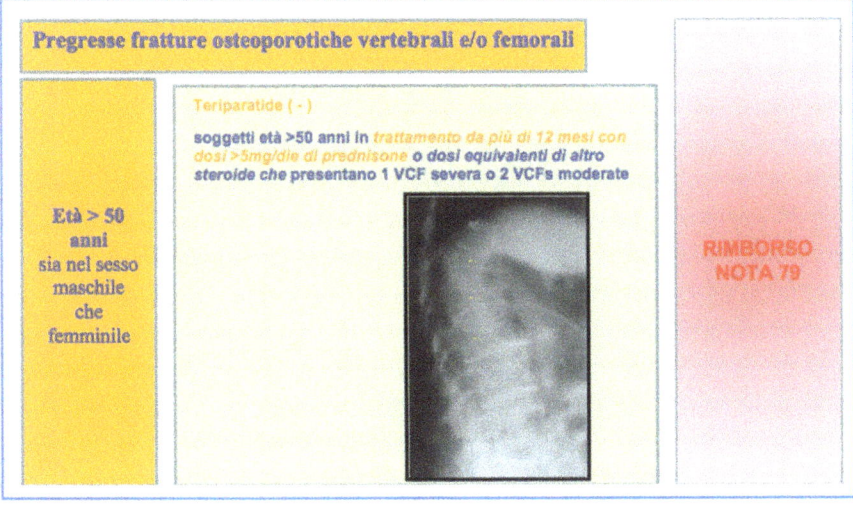

Bibliografia

1. NIH Consensus Development Panel on Osteoporosis 2001
2. Dati SDO 2006 ISS
3. Piscitelli P, Gimigliano F, Gatto S et al (2009) Hip fractures in Italy: 2000-2005 extension study. Osteoporos Int
4. Marcus R (1987) Normal and abnormal bone remodelling in man. Annu Rev Med 38:129–141
5. Wada T, Nakashima T, Hiroshi N, Penninger JM (2006) RANKL-RANK signaling in osteoclastigenesis and bone disease. Trends Mol Med 12:17–25
6. Seeman E, Delmas PD (2006) Bone quality. The material and structural basis of bone strength and fragility. N Engl J Med 354:2250–2261
7. Lachmann E, Whelan M (1936) The roentgen of osteoporosis and its limitations. Radiology 26:165–177
8. Melton L, Atkinson E, Cooper C et al (1999) Vetrtebral fractures predict subsequent fractures. Osteoporos Int 10:214–221
9. Kleerokoper M, Nelson DA (1992) Vertebral fracture or vertebral deformity? Calcif Tissue 50:5–6
10. Ross PD, Davis JW, Epstein RS et al (1991) Preexisting fractures and bone mass predict vertebral fracture incidence in women. Ann Intern Med 114:919–923
11. Ismail AA, Cockerill W, Cooper C et al (2001) Prevalent vertebral deformity predicts incident hip though not distal forearm fracture: result from the European Prospective Osteoporosis Study. Osteoporos Int 12:85–90
12. Lindsay R, Silverman S, Cooper C et al (2001) Risk of new vertebral fracture in the year following a fracture. JAMA 285:320–323
13. Lunt M, O'Neill TW, Felsenberg D et al (2003) Characteristics of prevalent vertebral deformity predict subsequent vertebral fracture: result from the European Prospective Osteoporosis Study (EPOS). Bone 33:505–513
14. Ziegler R, Scheidt-Nave C, Leidig-Brucker G (1996) What is a vertebral fracture? Bone 18:169–177
15. Jiang G, Eastell R, Barrington NA et al (2004) Comparison of methods for the visual identification of prevalent vertebral fracture in osteoporosis. Osteoporos Int 15:887–896
16. Genant HK, Wu CY, van Kuijk C et al (1993) Vertebral fracture assessment using a semiquantitative technique. J Bone Miner Res 8:1137–1148
17. Genant HK, Jergas M, Palermo L (1996) Comparison of semiquantitative morphometric assessment of prevalent and incident vertebral fractures in osteoporosis. The Study of Osteoporotic Fractures Research Group. J Bone Miner Res 7:984–996
18. Guglielmi G, Toffanin R, Cova M et al (2003) Risonanza Magnetica quantitativa dell'osso trabecolare. Radiol Med 3:34–40

19. Santoris DJ, Clopton P, Nemcek A et al (1986) Vertebral body collapse in focal and diffuse disease: patterns of pathologic processes. Radiology 160:479–483
20. Kanis JA, Reginster JY (2008) European guidance for the diagnosis and management of osteoporosis in postmenopausal women. Osteoporos Int 19:399–428
21. Boehm HF, Link TM (2004) Bone imaging: traditional techniques and their interpretation. Current Osteoporosis Reports 2:41–46
22. Kanis JA, Seeman E, Jonheell O et al (2005) The perspective of International Osteoporosis Foundation on the official position of the International Society for Clinical Densitometry. Osteoporos Int 16:456–459
23. Hans D, Njeh CF, Genant HK et al (1998) Quantitative ultrasound in bone status assessment. Rev Rhum 65:7–9
24. Gregg EW (1997) The epidemiology of quantitative ultrasound: a review of the relationships of bone mass, osteoporosis and fracture risk. Osteoporos Int 7:89–99
25. Boehm HF, Link TM (2004) Bone imaging: traditional techniques and Their interpretation. Current Osteoporosis Reports 2:41–46
26. Kalender W, Schmidt B, Zanhl M et al (1999) A PC program for estimating organ dose and effective dose values in computed tomography. Eur Radiol 9:555–562
27. Sornay-Rendu E, Munoz F, Garnero P et al (2005) Identification of osteopenic women at high risk of fracture: The OFELY study. J Bone Miner Res 9:1813–1819
28. Garnero P, Sornay-Rendu E, Chapuy MC, Delmas PD (1996) Increased bone turnover in late postmenopausal women is a major determinant of osteoporosis. J Bone Miner Res 1:337–349
29. Sherman SS, Tobin JD, Hollis BW et al (1992) Biochemical parameters associated with low bone density in healthy men and women. J Bone Miner Res 7:1123–1130
30. Rogers A, Hannon RA, Eastell R (2000) Biochemical markers as predictors of rates of bone loss after menopause. J Bone Miner Res 15:1398–1404
31. Melton LJ 3rd, Khosla S, Atkinson EJ et al (1997) Relationship of bone turnover to bone density and fractures. J Bone Miner Res 12:1083–1091
32. Riggs BL, Melton LJ 3rd (2002) Bone turnover matters: the raloxifene treatment paradox of dramatic decreases in vertebral fractures without commensurate increases in bone density. J Bone Miner Res 17:1558–1559
33. Garnero P, Cloos P, Sornay-Rendu E et al (2002) Type I collagen racemization and isomerization and the risk of fracture in post-menopausal women: The OFELY prospective study. J Bone Miner Res 17:826–833
34. Reginster JY, Henrotin Y, Christiansen C et al (2001) Bone resorption in post-menopausal women with normal and low BMD osses with biochemical markers specific for telopeptide derived degradation products of collagen type I. Calcif Tissue Int 69:130–137
35. Brown SE (2008) Vitamin D and fracture reduction: an evaluation of the existing research. Altern Med Rev 13:21–33
36. Miyakoshi N (2008) Therapeutic exercise. Clin Calcium 18(8):1162–1168
37. Poole KE, Compston JE (2006) Osteoporosis and its management. Brit Med J 333:1251–1256
38. Seeman E, Vellas B, Benhamou C et al (2006) Strontium ranelate reduces the risk of vertebral and nonvertebral fractures in women eighty years of age and older. J Bone Miner Res 21:1113–1120
39. Compston J (2009) Clinical and therapeutic aspects of osteoporosis. European J of Radiology 71:388–391
40. Wells GA, Cranney A, Peterson J et al (2008) Alendronate for the primary and secondary prevention of osteoporotic fractures in postmenopausal women. Cochrane Database of Systematic Reviews. Issue 1 Art No: CD001155
41. McClung MR, Geusens P, Miller PD et al (2001) Effect of risendronate on the risk of hip fracture in elderly women. N Engl J Med 344:333–340
42. Chesnut C, Skag A, Christiansen C et al (2004) Oral ibandronate osteoporosis vertebral fracture trial in North America and Europe (BONE). Effects of oral ibandronate administered daily or intermittently on fracture risk in postmenopausal osteoporosis. J Bone Miner Res 19:1241–1249

43. Ringe JD, Dorst A, Faber H et al (2003) Intermittent intravenous ibandronate injections reduce vertebral fracture risk in corticosteroid-induced osteoporosis: result from a long term comparative study. Osteoporosis Int 14:801–807
44. Reid IR, Brown JP, Burckhardt P et al (2002) Intravenous zoledronic acid in postmenopausal women with low bone mineral density. N Engl J Med 346:653–661
45. Lyles KW, Colón-Emeric CS, Magaziner JS et al for the HORIZON Recurrent Fracture Trial (2007) Zoledronic acid and clinical fracture and mortality after hip fracture. N Engl J Med 357:1799–1809
46. Ettinger B, Black DM, Mitlak BH et al (1999) Reduction of vertebral fracture risk in postmenopausal women with osteoporosis treated with raloxifene. Result from a 3 year randomized clinical trial. JAMA 282:637–645
47. Greenspan SL, Bone HG, Ettinger MP et al (2007) Effects of recombinant human parathyroid hormone on vertebral fracture and bone mineral density in postmenopausal women with osteoporosis: a randomized trial. Ann Intern Med 146:326
48. Saag KG, Shane E, Boonen S et al (2007) Teriparatide or alendronate in glucocorticoid-induced osteoporosis. N Engl J Med 357(20):2028–2039
49. Orwoll E, Scheele WH, Paul S et al (2003) The effect of teriparatide [human parathyroid hormone (1-34)] therapy on bone density in men with osteoporosis. J Bone Miner Res 18:9–17
50. Marie PJ, Ammann P, Boivin G, Rey C (2001) Mechanism of action and therapeutic potential of strontium in bone. Calcif Tissue 69:121–129
51. Stevenson M, Davis S, Lloyd-Jones M, Beverley C (2007) The clinical effectiveness and cost-effectiveness of strontium ranelate for the prevention of osteoporotic fragility fracture in postmenopausal women. Health Technol Assess 11:1–134
52. Silverman SL, Christiansen C, Genant HK et al (2008) Efficacy of bazedoxifene in reducing new vertebral fracture risk in postmenopausal women with osteoporosis: results from a 3-year, randomized, placebo, and active-controlled clinical trial. J Bone Miner Res 23:1923–1934
53. Chines AA, Komm BS (2009) Bazedoxifene acetate: a novel selective estrogen receptor modulator for the prevention and treatment of postmenopausal osteoporosis. Drugs of Today 45(7):507–520
54. Palacios S (2010) Efficacy and safety of bazedoxidfene, a novel selective estrogen receptor modulator for the prevention and treatment of postmenopausal osteoporosis. Curr Med Res Opin 26(7):1553-1563
55. Archer DF, Pinkerton JV, Utian WH et al (2009) Bazedoxifene, a selective estrogen receptor modulator: effects on the endometrium, ovaries, and breast from randomized controlled trial in osteoporotic postmenopausal women. Menopause 16:1109–1115
56. Boyle WJ, Simonet WS, Lacey DL (2003) Osteoclast differentiation and activation. Nature 423:337–342
57. Cummings SR, San Martin J, McClung MR et al (2009) Denosumab for prevention of fractures in postmenopausal women with osteoporosis. N Engl J Med 361:756–765
58. McClung MR, Lewiecki EM, Cohen SB et al (2006) Denosumab in postmenopausal women with low bone mineral density. N Engl J Med 354:821–831
59. Miller PD, Bolognese MA, Lewiecki EM et al (2008) Effect of denosumab on bone density and turnover in postmenopausal women with low bone mass after long-term continued, discontinued, and restarting of therapy: a randomized blinded phase 2 clinical trial. Bone 43:222–229
60. Brown JP, Prince RL, Deal C et al (2009) Comparison of the effect of denosumab and alendronate on bone mineral density and biochemical markers of bone turnover in postmenopausal women with low bone mass: a randomized, blinded, phase 3 trial. J Bone Miner Res 24:153–161
61. Kendler DL, Miller P, Brown J et al (2010) Effects of denosumab on bone mineral density and bone turnover in postmenopausal women transitioning from alendronate therapy. J Bone Miner Res 25:72–81

GPSR Compliance
The European Union's (EU) General Product Safety Regulation (GPSR) is a set of rules that requires consumer products to be safe and our obligations to ensure this.

If you have any concerns about our products, you can contact us on

ProductSafety@springernature.com

In case Publisher is established outside the EU, the EU authorized representative is:

Springer Nature Customer Service Center GmbH
Europaplatz 3
69115 Heidelberg, Germany

www.ingramcontent.com/pod-product-compliance
Ingram Content Group UK Ltd.
Pitfield, Milton Keynes, MK11 3LW, UK
UKHW021045200426
11947UKWH00041B/777